Ullstein

## Das Buch

Spannend wie ein Krimi liest sich die Geschichte von Annette Rexrodt von Fircks – nur bei dem, was sie erlebte, stand ihr der Tod vor Augen. All die schwer durchzustehenden Therapien gegen den Brustkrebs hatte sie bestens hinter sich gebracht. Dann wurde sie an einem Freitagnachmittag von einem übel gelaunten, völlig überarbeiteten OP-Team operiert. Eigentlich eine Kleinigkeit. Es passierte ein Fehler, den das gestresste Personal lange nicht sehen wollte. Und das Leben der jungen Frau hing über Monate hinweg immer wieder an einem seidenen Faden.
Dass es ihr heute gut geht, verdankt sie ihrer inneren Kraft und dem Mut, auch die Ärzte zu hinterfragen – eine zweite und dritte Meinung einzuholen, sich nur mit Methoden behandeln zu lassen, die ihr die Ärzte auch ausreichend erläutert haben. Denn nur so konnte sie vom Opfer der Krankheit zum Täter ihrer Gesundheit werden.

## Die Autorin

Annette Rexrodt von Fircks war 35 und Mutter von drei kleinen Kindern, als sie die Diagnose Brustkrebs erhielt. Sie verlor beide Brüste und man gab ihr nicht mehr viel Zeit zu leben. Doch sie kämpfte, verschlang Bücher über Atemtherapie und Positives Denken. Sie baute sich Bilder auf, die selbst Chemotherapie und Bestrahlung zu Freunden machten, die den Krebs besiegen können. Heute geht es ihr gut. Sie lebt mit ihrem Mann und ihren drei Kindern in der Nähe von Düsseldorf.

Annette Rexrodt von Fircks

# … und tanze durch die Tränen

*Auf dem Weg zur Heilung*

Ullstein

Besuchen Sie uns im Internet:
www. ullstein-taschenbuch.de

*Umwelthinweis:*
Dieses Buch wurde auf chlor-
und säurefreiem Papier gedruckt

Ullstein Taschenbuchverlag
Der Ullstein Taschenbuchverlag ist ein Unternehmen der
Econ Ullstein List Verlag GmbH & Co. KG, München
1. Auflage September 2002
2. Auflage 2002

Umschlaggestaltung: Thomas Jarzina, Köln
Titelabbildung: Georg Lukas
Abbildungen im Innenteil:
Georg Lukas (Seite 1, 3 unten, 4–7)
Michael Zapf (Seite 8), alle anderen: privat
Satz: KompetenzCenter, Düsseldorf
Druck und Bindearbeiten: Elsnerdruck, Berlin
Printed in Germany
ISBN 3-548-36374-1

*Dem Leben gewidmet*

# *Geleitwort*

Brustkrebs ist auch heute noch eine Diagnose, die Angst macht. Doch durch optimale ärztliche Betreuung, ein engagiertes Umfeld und eigene Willenskraft kann jede Frau den für sie persönlich richtigen Weg finden, kann immer wieder neue Hoffnung schöpfen. Die österreichische Schriftstellerin Maxie Wander, die an Brustkrebs erkrankte, schrieb in den siebziger Jahren:

»Ich lebe viel intensiver und dankbarer, seitdem ich weiß, dass ich vielleicht bald sterben könnte, dass Leben gar nicht so selbstverständlich ist und jederzeit abrufbar. Daran denken nur wenige Menschen. ... Leben, das ist eben auch nur ein Hinfallen und Wiederaufstehen, Weiterleben, sich an den kleinen Dingen erfreuen, und die großen nicht ganz aus den Augen verlieren, sich verantwortlich fühlen für alle um uns herum, helfen, wo es geht, sich selbst dabei nicht verlieren.«[1]

Annette Rexrodt von Fircks hat, wie viele andere an Brustkrebs erkrankte Frauen auch, schmerzvoll erkennen müssen, dass kein Mensch unermesslich viel Zeit hat. Diese Erfahrung hat ihr den nötigen Mut gegeben, der Krankheit Zeit und Lebensqualität abzuringen. In ihrem neuen Buch schildert sie ihren Weg und zeigt jeder Leserin und jedem Leser, dass nach jeder Träne auch immer wieder ein Lachen kommt. Als Präsidentin der Deutschen Krebshilfe gebe ich im Gespräch mit Patientinnen den Rat: Nehmen Sie Ihr Schicksal selbst in die Hand! Kämpfen Sie und nehmen Sie jede Hilfe an! Fragen Sie nach und informieren Sie sich – auch das vorliegende Buch leistet dabei Hilfe. Die Deutsche Krebshilfe ist immer für Sie da. Sprechen Sie uns an!

*Professor Dr. Dagmar Schipanski*
*Präsidentin*
*Deutsche Krebshilfe e.V., Bonn*

1 Maxie Wander: Leben wär' eine prima Alternative. Tagebücher und Briefe. Herausgegeben von Fred Wander. München: Deutscher Taschenbuchverlag, München 1994. S. ... Erstveröffentlichung: Berlin 1979. © Fred Wander.

# *Momentaufnahmen*

*›He, du atmest ja gar nicht‹*, sagt Tom.

Eine Flut von Blitzlichtern stürmt auf mich ein und blendet mich, so dass ich blinzeln muss.

»Frau Rexrodt von Fircks, bitte hierhin schauen!«

»Schauen Sie bitte zu mir!«

»Hierhin bitte, Frau Rexrodt!«

Wohin soll ich denn nur zuerst blinzeln?

»Frau Rexrodt, lachen Sie mal herüber, zu mir!«

*›Zuerst würde ich ja mal wieder atmen!‹*, meckert Tom.

Ich hole tief Luft und lächele zögernd in die Wand der Fotografen hinein. Alle klatschen Beifall – Fotoapparate surren. Um mich herum ist es hell und laut. Ich bewege mich nicht, nehme nur diesen, mir unbekannten, seltsam erscheinenden Augenblick wahr. Ich höre die Blenden sich rasend schnell öffnen und schließen und lehne mich zurück.

Bilder drängen sich mir plötzlich auf: Kliniken, lange Gänge, Operationssäle, Infusionsflaschen, Gehhilfen, ein Rollstuhl, meine Familie... Mir ist, als ob gerade Zeitfragmente meiner jüngsten Vergangenheit belichtet würden, und ich sehe Teile eines Puzzles der letzten achtzehn Monate, von denen ich neun nicht zu Hause sein konnte.

›*Jetzt bist du aber hier!*‹

›Ja, ich weiß, Tom.‹

Wo sitzt denn nur Carmen? Meine Augen suchen nach ihr. Doch vergeblich, Explosionen heller, weißer Lichter lassen mich einfach nichts mehr sehen.

Plötzlich fasst mich von hinten jemand an die Schulter.

»Sie waren gut!«

Antje, die Redakteurin der Talksendung, steht hinter mir.

»Ja, wirklich? Ich weiß überhaupt nicht mehr, was ich gesagt habe. Es ist wie eine Amnesie!«

»Das sagen viele, ist ganz normal.«

Wir verlassen durch einen Nebenausgang die Halle und gehen in den VIP-Raum. Carmen stürmt auf mich zu. Wir umarmen uns, meine Freundin weint.

Stunden später erst sind wir wieder im Hotel. Nun ist es bereits nach Mitternacht und Carmen schläft.

Vor dreieinhalb Jahren rief ich sie von der Ostsee aus voller Verzweiflung an, um ihr zu sagen: »Ich habe Brustkrebs im fortgeschrittenen Stadium.« Wie meine Familie war auch sie zutiefst betroffen. Carmen jedoch hat mich jeden Tag, den ich im Krankenhaus verbringen musste, besucht und, sobald es mir besser ging, hinaus ins Leben geführt. Neben Tränen, die wir manchmal laufen ließen, haben wir viel gelacht und uns gegenseitig Mut gemacht. Ich erinnere mich, wie wir gemeinsam eine von einem »Zahnladen« speziell für die Chemozeit empfohlene Zahnbürste gekauft und auf Wühltischen vergeblich nach Mützen für meinen kahlen Kopf gesucht haben. Schließlich hat Carmen mir für die Sommerzeit einen farbenfrohen Hut selber genäht. Als ich vor einem Dreivierteljahr mit Schmerzen und vom vielen Morphium fast besinnungslos nicht mehr aus dem Bett kam, hat sie immer wieder, mehrmals täglich angerufen, um mich dem Dopingschlummer zu entreißen.

Meine Freundin schläft tief. Die blonde, wild verwurstelte Mähne verdeckt ihr Gesicht. Wie schön, dass sie heute mit dabei sein konnte.

Draußen pfeift der Wind und dicke Regentropfen zerplatzen an den Fensterscheiben. Den ganzen Tag lang hat dieser typische Herbststurm getost. Unendlich viele Blätter wirbelte er durch den mit dunklen Wolken verhangenen Himmel, zerzauste Frisuren und rüttelte so mächtig an den Regenschirmen, dass etliche völlig zerfleddert in Mülleimern landeten. Hier drinnen im warmen, kuscheligen Bett ist es behaglich. Eigentlich beste Bedingungen zum Einschlafen. Aber ich bin noch gar nicht müde, denn der Tag war viel zu aufregend. Außerdem stört mich das Licht im Wandschrank. Vergeblich haben wir vorhin versucht, es auszuknipsen. Ein Schalter hierfür ist einfach nicht zu finden. Vielleicht kontrolliert ja so ein Sensor, der sich irgendwo versteckt hält, auch das Ein und Aus des Schranklichts? Um den Fahrstuhl in Bewegung zu bringen, mussten wir bei unserer Ankunft schon einen anderen, erfahreneren Hotelgast um Rat und Hilfe bitten. Auf der Etage angelangt, konnten wir weder die Tür zu unserem Appartement auf Anhieb öffnen noch das Wasser im Bad zum Fließen bringen. Wir mussten sehr über uns lachen. Dabei warteten die diskret in das Dekor eingebauten, filigranen Sensoren lediglich auf unser Handzeichen.

Die roten Leuchtziffern des Radioweckers zeigen 1.30 Uhr. Plötzlich fühle ich Sehnsucht nach meiner Familie und am liebsten möchte ich zu Hause anrufen, die fröhlichen Stimmen der Kinder hören, noch eine dickes Gutenachtschmatzerle von jedem einzeln durch den Hörer gepustet bekommen und meinem Mann über diesen ereignisreichen Tag berichten.

›*Zu so später Stunde wäre das allerdings ziemlicher Unsinn*‹, mahnt Tom. ›*Die liegen alle schnarchend in ihren Bettchen. Keiner will jetzt mit dir telefonieren. Das verschieb mal auf morgen.*‹

›Tom, ich bin hellwach. Was jetzt?‹

›*Freu dich ganz einfach! War das nicht ein wunderbarer Tag? Schau, was du alles erreicht hast! Vor einem Millionenpublikum hast du deine Geschichte erzählen können. Millionen Menschen hast du soeben Mut gemacht. Freu dich, schrei hurra, umarme das Leben!*‹

›Ja, dieser Tag war wirklich wunderbar.‹

Inzwischen hat es aufgehört zu regnen und vom Bett aus kann ich den vorbeifliegenden Wolken nachblicken. Wohin mögen sie wohl mit dem Wind ziehen? Gleich schon werden sie anders aussehen oder sich verwandeln in Abertausende von Regentröpfchen. Auch ein Stern schlüpft dann und wann durch ein Wolkenloch und zwängt sich funkelnd zwischen zwei Lamellen der Vorhänge in meinen Blick. – Ach, gerade war er noch da.

Ist Leben nicht so ähnlich wie das Geschehen am Himmel? Schnell und zu jeder Zeit im Wandel? Das Jetzt wird bereits Vergangenheit, das Gleich zur Gegenwart, fließend und übergangslos wie das Ein- und Ausatmen, wobei der Augenblick die Feder führt, Vergangenheit und Zukunft schreibt. Der Augenblick ist das Kostbarste, das wir haben.

Habe ich vor neun Monaten geglaubt, dass ich heute Abend hier sein würde?

Das Leben, das mir bis zu diesem Tag jeden Morgen neu geschenkt wird, ist so reich, so bunt, so voller Abenteuer – so einsam, so traurig und schmerzhaft zugleich. Manchmal, wenn ich wieder mit neuen Schicksalsschlägen konfrontiert werde, von lebensbedrohender Krankheit und furchteinflößenden Diagnosen erfahre, denke ich: ›Das reicht mir jetzt allmählich‹. Oder was will mich das Leben lehren? Oft verstehe ich es nicht. Doch nie stellt sich mir die Frage: ›Warum ich?‹

›Warum erkranken kleine Kinder?‹, wäre nämlich sofort die Gegenfrage. Also, warum nicht ich?! Im Leben gibt es keine grundlegende Gerechtigkeit und nichts auf dieser Welt kann uns vor Leid bewahren. Aber es liegt ganz allein an mir, wie ich eine Krise bewältige, ob ich sie meistere oder an ihr zerbreche.

Geschehenes kann ich nicht ungeschehen machen, aber ich habe immer die Möglichkeit, mich für das Leben zu entscheiden, auch wenn ich meine, bereits in der Hölle zu sein. Häufig werde ich gefragt, woher ich nur die Energie nehme. Ich antworte dann, dass der Augenblick des Lebens sie mir schenkt und dass dies nur geschieht, wenn ich mich in Achtsamkeit übe. Achtsamkeit, meine größte Chance, das Leben nicht zu verpassen.

*›Dein Bein, denk an dein Bein!‹*, funkt plötzlich Tom mit einem leichten Pochen dazwischen.

Stimmt, es tut ein bisschen weh. Ich stehe noch einmal auf, hole mir den von zu Hause mitgebrachten Kühlakku aus dem Eisfach, stopfe ein Kopfkissen unter die Bettdecke, lege meinen Fuß darauf und wickle um mein Schienbein den in ein Molltontuch geschlagenen Akku. Noch immer schwellen fast jeden Abend Fußknöchel und Wade an. Häufig schmerzt es, wenn auch längst nicht mehr so heftig wie noch vor einigen Monaten.

Aber jetzt, mit der Kühlung, ist es schon besser.

›Tom, sag mal, war ich wirklich gut, heute Abend?‹

*›Musst du gut sein, wenn du deine Geschichte erzählst? Ich glaube, du musst einfach nur du selbst sein, und das warst du – also warst du gut.‹*

›Ja, stimmt eigentlich. – Weißt du, ich bin glücklich! Es bereitet mir so viel Freude, anderen Menschen Mut zu machen, ihnen wertvolle Erfahrungen und Einsichten weitergeben zu können. Ich möchte helfen, in jeder Weise, die mir möglich ist.‹

*›Solange du dir das zutraust und du deshalb nicht deine Gesundheit oder die Familie vernachlässigen wirst, ist diese Arbeit eine sehr wichtige. Aber, ich werde auf dich aufpassen müssen.‹*

›Ach Tom, wie froh ich bin, dass ich dich habe! Bin ich müde oder habe ich Schmerzen, dann mahnst du mich auszuruhen.‹

*›Bist du ratlos, verzweifelt oder unachtsam, bin ich dein hinterfragender, kritischer und liebevoller Partner.‹*

›Bin ich einsam und allein, kuschelst du mit mir. Tom, verlässt du mich auch nie?‹

*›Niemals.‹*

›Tom, ich bin immer noch nicht müde!‹

*›Dann schau zurück. Weißt du, damals, im Juni des letzten Jahres …‹*

## *Pause*

Lange habe ich überlegt, ob ich noch ein zweites Buch schreiben soll. Ich kann es mir natürlich nicht aus dem Ärmel schütteln. Einige Zeilen reifen erst nach Stunden heran, andere verlangen sogar Tage. Ich benötige Zeit zum Schreiben und vor allem Muße. Aber es sind die vielen lieben Briefe von Betroffenen, deren Angehörigen und Freunden, die ich als Echo auf mein Buch »... und flüstere mir vom Leben« erhalten habe. Sie machen mir Mut, weiter zu schreiben. Es sind Briefe, für die ich mich von ganzem Herzen bedanken möchte. Briefe, die ich zum großen Teil noch nicht beantworten konnte, weil sie mir so nahe gehen und weil ich mich selbst schützen muss, vor Traurigkeit und Angst.

Aber vielleicht gelingt es mir, mit diesem Buch all diese an mich gerichteten Gedanken und Fragen zu beantworten.

Ich wünsche, dass es mir gelingt, Mut zu machen – auch all denjenigen, die mitleiden. Alle anderthalb Minuten erfährt ein Mensch in Deutschland, dass er Krebs hat, das sind ungefähr dreihundertsechzigtausend im Jahr. Berücksichtigt man die Verwandten und Freunde der Betroffenen, so leiden Millionen von Menschen in Deutschland unter dieser Erkrankung, Abermillionen weltweit. Umso wichtiger ist es, neben neuen Forschungsergebnissen und Weiterentwicklungen in der Medizin auch von positiven Krankheitsverläufen zu erfahren; dass wir an Krebs sterben können, wissen wir ohnehin.

Ich möchte anregen, auffordern, aktivieren und ich hoffe, dass Sie etwas, vielleicht etwas für Sie Entscheidendes, aus diesem Buch für sich mitnehmen können.

»Sie hätten schon locker zehnmal tot sein können«, sagte mir vor ein paar Monaten ein Arzt, während er kopfschüttelnd meine Krankheitsgeschichte studierte.

Für viele Mediziner grenzt es an ein kleines Wunder, dass ich immer noch lebe, wobei es mir, sagen wir einmal den Umständen entsprechend, richtig gut geht. Sicherlich verdanke ich mein Überleben der modernen Medizin, dem Können der Ärzte, vielleicht auch ein wenig dem Zufall, ebenso sehr aber meinem Einsatzwillen, mich mit dieser Krankheit zu arrangieren. Ich bin überzeugt, dass das bloße Schlucken von Medizin nicht zur Heilung führen kann, wenn unser Geist nicht gleichermaßen an diesem Prozess mitwirkt, wenn wir uns nicht ehrlich und aufrichtig entscheiden, uns selber Gutes zu tun.

Mir ist es gelungen, mein Konzept für Leben in den Alltag zu integrieren. Ausgewogene Ernährung, Bewegung und Meditationen bilden dabei die tragenden Säulen. Dafür brauche ich viel Disziplin und Achtsamkeit. Das mag zunächst nach Arbeit klingen, aber es lohnt sich jeden Tag aufs Neue, denn unendlich viel Lebensfreude bekomme ich als Geschenk zurück.

Als ich im Frühjahr 1998 mit fünfunddreißig Jahren an Brustkrebs erkrankte, sah meine Prognose denkbar schlecht aus. Die Ärzte gaben mir nicht mehr viel Zeit. Einige rieten mir sogar, möglichst bald eine Ersatzmutter für meine drei kleinen Kinder zu besorgen.

Am Abgrund meines Lebens stehend, rief ich damals meine Psychologin an und bat verzweifelt um Rat.

»Entscheiden Sie sich für das Leben«, war ihre Antwort.

Ein Allerweltssatz, so scheint es zunächst. Doch dieser Satz »Entscheiden Sie sich für das

Leben« konnte in die Stille meiner Verzweiflung, Angst und Traurigkeit eintreten, Wurzeln schlagen und etwas Neues bewirken, meine Zukunft.

Ich wurde aktiv! Ich wollte mich nicht mehr länger meiner Krankheit, den Untersuchungsergebnissen, den Aussagen der Ärzte, der Therapie und der Ohnmacht, die in mir und um mich herum herrschte, ausgeliefert fühlen und so entschloss ich mich, zum »Täter meiner Gesundheit« zu werden. Aus zahlreichen Büchern erstellte ich mir mein eigenes Konzept, nicht, um nicht sterben zu müssen, sondern um des Lebens willen. Ich erlernte Atemtechniken zur Entspannung und verschiedene Meditationsarten zur Aktivierung der Selbstheilungskräfte. Ich erfuhr, welch heilende Energie die Liebe hat, wie wichtig Vorstellungsbilder, Bekenntnis zur Vernunft, positive Affirmationen, Selbstliebe und Selbstachtung, Bewegung und Ernährung sind, um wieder gesund werden zu können. Die Chemotherapie betrachtete ich nicht als meinen Feind, als pures Gift, wie die Ärzte selber sie häufig beschreiben, sondern als meinen zu der Zeit besten Freund. Ich gab ihr sogar einen Namen, und wenn Beschwerden auftraten, dann sprach ich mit meinem Körper und der Chemo, um sie miteinander in Einklang zu bringen.

Ich erkannte, wie wichtig der Augenblick ist, dass wir ihn regelrecht auskosten sollten, weil er so einzig, so zerbrechlich und flüchtig ist. Und mir war es damals tatsächlich gelungen, auch während der monatelangen Behandlungszeit, geprägt von Operationen, hoch dosierter Chemo- und Strahlentherapie, das Leben im Kreise meiner Familie mit Freude leben zu können.

Ich lernte mich anzunehmen und zu lieben, so wie ich bin. Meine innere Stimme wurde meine kleine, grüne Insel, mein bester und treuster Freund – Tom, dessen Flüstern mich täglich begleitet. Wenn ich heute zur Nachuntersuchung in eine Klinik muss, macht Tom mir Mut; habe ich Angst, hinterfragt er diese und bietet mir Lösungsvorschläge; bin ich traurig, tröstet er mich oder rät mir, eine Bestandsaufnahme vom Hier und Jetzt zu machen. Gerate ich in Stress, zieht er die Notbremse. Er ist derjenige, der mich ertappt, wenn ich mal wieder zum Perfektionismus neige, oder der mich warnt, wenn meine Eitelkeit mit mir durchgeht und ich in ihre Falle zu laufen drohe. Bin ich am Frühstückstisch gedanklich bereits beim Abendbrot, beim Duschen am Computer, laufe ich, wenn ich sitze, oder sitze ich, wenn ich laufe, dann meldet sich Tom und holt mich aus der Unwirklichkeit zurück in die Wirklichkeit.

»Entscheiden Sie sich für das Leben« stellt die Weichen bis zum heutigen Tag und diesen Augenblick …

Mittlerweile sind fast vier Jahre vergangen und ich lebe!

»Und der Krebs, ist der jetzt für immer weg?«, fragen mich viele.

»Nein«, antworte ich dann, »er ist eigentlich immer da.«

Meistens benutze ich ihn als Antreiber für Freude und Liebe in meinem Leben. Ich habe gelernt, sorgsam mit der Zeit umzugehen, und nutze den Tag.

Aber manchmal ist der Krebs richtig gemein und verkleidet sich, wird auf Röntgenbildern, CTs, Kernspintomographien, oder Szintigraphien als Metastase sichtbar und bestimmt dann ganz und gar mein Leben, zerstört all meine kurzfristigen Pläne, drängt sich mit Gewalt in jede Handlung, in jeden Gedanken und jedes Gefühl.

»Dringender Verdacht auf Metastasen«, kommt es dann über die Lippen der besorgten Mediziner. »Wir müssen sofort handeln und eine PE, eine Probeentnahme, machen. Denken Sie an Ihre Familie, Sie dürfen nicht leichtsinnig werden!«

# *Verdacht*

Es war an einem Donnerstag im Juni 2000.

»Sie haben mehrere Rundherde in Ihrem Schienbein«, sagte der Radiologe, als er mir das Kontrastmittel spritzte. Eine Weile hielt er meine Hand und schaute mich mit besorgten, traurigen Augen an.

Kurz darauf stand ich mit einem großen braunen Umschlag in den Händen auf dem langen Gang der Abteilung für Radiologie. Es herrschte rege Betriebsamkeit, doch trotzdem fühlte ich mich alleine, und obwohl es überall von Ärzten nur so wimmelte, half mir niemand, niemand nahm mir meine Angst.

»Das kann doch nicht sein«, flüsterte ich. »Nicht schon wieder, nein, bitte nicht schon wieder!«

Augenblicklich fühlte ich in mein Bein hinein – es tat aber nicht weh.

Mein Herz raste und dabei schlug es so laut,

dass ich glaubte, die Ärzte müssten es hören. Merkt denn hier keiner, dass meine Welt gerade aus den Fugen gerät? Ich konnte keinen einzigen klaren Gedanken fassen. Die wenigen Worte des Radiologen hatten mir soeben alles genommen. Obwohl ich ähnliche Situationen bereits mehrmals erleben musste, habe ich es bis heute nicht geschafft, die in mir hochkrabbelnde und einschnürende Ohnmacht mit irgendwelchen Methoden im Keim zu ersticken.

Wie betäubt stand ich da, unfähig zu weinen. Am liebsten hätte ich laut geschrieen.

Der Umschlag entglitt mir und die Bilder schlitterten über den Boden.

»Warten Sie, ich helfe Ihnen!«, rief ein junger Arzt, der gerade aus einem Röntgenzimmer trat.

In meiner Not wurden nun alle Menschen mit weißen Kitteln zu Radiologen und natürlich wussten alle über meine Krankengeschichte Bescheid.

»Können Sie mir bitte diese Aufnahmen erklären?«, flehte ich, die letzten Bilder hastig aufhebend, meinen vermeintlichen rettenden Engel an.

Dieser hilfsbereite Arzt war nun kein Radiologe. Er schob die Aufnahmen in den Umschlag zurück und verwies mich auf die Station. »Dort geben Sie die Aufnahmen der

Schwester. Sicherlich wird dann sehr bald ein Arzt mit Ihnen alles besprechen«, erwiderte er freundlich.

Sehr bald? Das konnte in einer großen Klinik wie dieser Stunden, vielleicht eine ganze Nacht oder sogar Tage bedeuten! Ich wollte aber jetzt eine Bildbesprechung, sofort!

Meine Welt kann ich viel schneller wieder ordnen, wenn ich so früh wie möglich weiß, woran ich bin und welches die nächsten Schritte sein werden.

Wie häufig müssen wir unnötige, gedankliche Tode sterben, nur weil niemand die Zeit hat, sich nach einer solch bedeutsamen Untersuchung um uns zu kümmern. Für einige Mediziner scheint die Lösung dieses Problems doch tatsächlich darin zu bestehen, dass der Radiologe den vorläufigen Befund dem Patienten überhaupt nicht mitteilt. Das klingt vielleicht zunächst auch plausibel. Nur, ist dieses Schweigen wirklich hilfreich und kann es die unermessliche Angst eingrenzen?

Ich wage es zu bezweifeln, schließlich wissen wir, warum die Untersuchung gemacht werden soll. Klipp und klar steht es außerdem auf dem kleinen, an den Radiologen adressierten Schein, den wir in die Hand gedrückt bekommen.

Auf meinem Zettelchen stand diesmal zum

Beispiel: »Mama Ca Patientin (Brustkrebspatientin) mit suspektem (verdächtigem) Befund … MRT (Kernspintomographie) zum Ausschluss einer Metastase erbeten.«

Deutlicher geht's ja wohl nicht.

Wer nicht schon einmal in einer solchen Situation gewesen ist, kann sich nur schwer vorstellen, wie schrecklich grausam dieses Warten ist. Das Warten auf den Befund, ein mögliches Todesurteil? Wenn sich die Zeit ganz plötzlich dehnt und eine Sekunde zur Ewigkeit wird, dürfen wir an Gänseblümchen zupfen: Es ist Krebs, es ist kein Krebs, es ist Krebs, es ist kein Krebs … so lange, bis uns irgendwann ein Arzt, ob bei der Visite am Krankenbett, auf dem Gang der Station, in seinem Büro oder per Telefon, durch nur wenige Worte von diesem zermürbenden Spiel erlöst.

Ich habe bis heute auch noch keinen Krebspatienten kennen gelernt, der gelassen dem Befund einer wichtigen Untersuchung mit der Einstellung »Kommste heut nicht, kommste morgen«, entgegensieht. Dabei kann es Wochen dauern, bis ein endgültiges Ergebnis, zum Beispiel der pathologische Befund, vorliegt. Eine fürchterliche Zeit des Nichtwissens, gezeichnet durch Hoffnung und Hoffnungslosigkeit – eine Nervenprobe ohnegleichen. Je länger man den Patienten warten lässt, desto mehr seelischen Schaden fügt man ihm zu!

Ich weiß, dass in fast allen Klinikbetrieben das gesamte Personal gestresst ist, dass Zeit Mangelware ist, denn überall muss gespart werden. Die Devise lautet: Maximale Leistung mit einem Minimum an Personaleinsatz! Fällt durch Krankheit jemand aus, kann es schon gefährlich eng werden. Der ganzheitliche Prozess des Heilens bleibt dabei jedenfalls auf der Strecke, aber noch schlimmer ist, dass durch Engpässe mehr Fehler verursacht werden.

Das System ist krank!

Ich weiß auch, dass es vielen Ärzten schwer fällt, ihren Patienten lebensbedrohliche Diagnosen mitzuteilen. Manche geben diese unangenehme Aufgabe lieber an ihre Kollegen ab, andere lassen den Befund auf dem Schreibtisch oder im Computer erst einmal ein paar Tage ruhen. Ich kann das sehr gut nachempfinden. Viele Mediziner haben mir erzählt, dass sie im Studium überhaupt nicht auf solche Situationen vorbereitet worden sind und erst durch die eigenen Erfahrungen in der Praxis lernen müssen, damit umzugehen. Erschwerend, so berichten sie, kommt hinzu, dass in großen Klinikbetrieben das Ellenbogensystem herrsche. Raum und Zeit für sensibel geführte Gespräche mit dem Patienten, da müsste man schon zaubern können, sagen sie.

Mediziner, die trotz der widrigen Umstände den Patienten und nicht nur seine Krankheit behandeln, haben kaum mehr ein Privatleben. An solche Ärzte klammern wir Patienten uns regelrecht, weil wir Angst haben, weil wir Sicherheit suchen, weil wir Mut machende und besänftigende Worte hören wollen. Solche Doktoren würden selbst dann noch aufgehalten, wenn sie lichterloh brennend, um Hilfe schreiend über den Krankenhausflur rennen würden. Ich kann mir gut vorstellen, dass der Patient auch dann noch ruft: »Herr Doktor, haben Sie einen Moment Zeit für mich?« …

Das System ist krank.

Während ich immer noch wie gelähmt auf dem Flur stand, hörte ich ein kleines Mädchen seine Mutter, die an Gehhilfen ging, fragen:

»Mama, wird dein Bein bald so gesund sein, dass du wieder richtig laufen kannst?«

Um den Weg frei zu machen, wich ich den beiden aus und schaute zu, wie die Kleine immer wieder versuchte, sich an dem Gehstock festzuhalten, da ihre Mutter sie nicht mehr an die Hand nehmen konnte.

In Zeitlupentempo nahm ich die Bewegungen dieses Bildes wahr, bis es verschwamm und ich in mir meine kleine Tochter hörte, die mir besorgt dieselbe Frage stellte – und ich sah sie vor mir, wie auch sie, ebenfalls mit ihren Händchen, den beschützenden Halt zu mir suchte und nach einer Gehhilfe griff.

Augenblicklich war sie wieder da, diese schreckliche Angst, die meine Augen mit Tränen füllte.

›*Nein, nicht jetzt*‹, schaltete sich auf einmal Tom ein. ›*Tu was… geh mit deinen Bildern auf der Stelle zum Chefradiologen. Vielleicht ist er ja in seinem Büro! Los, versuch es einfach!*‹

Da ich wusste, wo es lag, ging ich zielstrebig zum Treppenhaus, dann rannte ich die Stufen hoch. In diesem Gebäude kannte ich mich mittlerweile bestens aus. Immer schneller wurden meine Schritte. Er könnte ja gerade weggehen!

Unendlich erleichtert und völlig außer Puste sah ich den Arzt durch die offen stehende Türe schon vom Gang aus.

›Oh, Tom, du bist wirklich genial!‹

»Frau Rexrodt von Fircks, möchten Sie zu mir?«, begrüßte mich der Chefradiologe von seinem Schreibtisch aus. Er stand auf und reichte mir die Hand. Wie immer spürte ich die wohltuende Wärme und Herzlichkeit dieses Arztes und wurde sofort ruhiger.

Solange er nicht zu einer Untersuchung oder Besprechung gerufen werden sollte, erklärte er sich bereit, mir die Aufnahmen zu erläutern. Er heftete sie an den Bildwandler und zeigte mit einem Stift auf die Rundherde. Dann zeichnete er um jeden einzeln einen roten Kreis.

»Das sind mindestens acht«, sagte er und seine Stirn legte sich in Falten.

»Acht?«, dachte ich laut. »Und was bedeuten diese Rundherde?«

»Das wissen wir erst, wenn biopsiert, ich meine, eine Probeentnahme gemacht worden ist. Bei Ihrer Vorgeschichte sollte man sofort handeln.«

»Also könnte es sich bei diesen acht Rundherden um Knochenmetastasen handeln?«, fragte ich, obwohl ich schon verstanden hatte.

Er nickte und ich las Traurigkeit in seinen Augen.

»Und wenn es doch nur durch die Chemotherapie hervorgerufene Veränderungen sind, so wie beim letzten Mal?«, fragte ich weiter.

»Davon können wir aber nicht ausgehen, wir müssen jeden neuen Verdacht ernst nehmen, sonst brauchen wir diese Untersuchungen gar nicht mehr zu machen«, erklärte er mir mit fester Stimme.

Das leuchtete mir ein.

Ich stellte noch zahlreiche Fragen und erhielt viele, für mich wertvolle Antworten.

Eines war mir jetzt klar: Es bestand sofortiger Handlungsbedarf.

Als ich kurze Zeit später auf der orthopädischen Station eintraf, war dort, wie ich mir schon gedacht hatte, kein Arzt anzutreffen.

»Die Doktoren sind alle im OP und in der Ambulanz«, rief mir eine Schwester durch die Glasscheibe der Stationszentrale zu, als sie meinen suchenden Blick auffing.

Ich gab ihr den Umschlag mit den Bildern und verschwand in mein Zimmer.

Auf dem Betttisch stand noch mein Mittagessen, aber ich hatte keinen Hunger. Langsam ließ ich mich auf die Bettkante nieder und schaute nach draußen. Ich dachte daran, wie gut es mir eigentlich in der letzten Zeit gegangen war, körperlich wie auch seelisch. Jeden Morgen konnte ich eine Runde um den in unserer Nähe gelegenen See walken. Mein ganzes Allgemeinbefinden hatte sich gebessert und auch mein Blutbild zeigte sich von seiner, für meine Verhältnisse, besten Seite.

Täglich schrieb ich mit viel Freude an meinem ersten Buch und seit einem halben Jahr engagierte ich mich als PR-Redakteurin für das Mutter-Kind-Kurhaus Lindenhof in Timmendorfer Strand. In einer Woche sollte ich dort meinen ersten Entwurf für eine Prospektmappe vorstellen.

Den Kindern ging es bestens, sie waren glücklich und unbeschwert. »Die Mama ist jetzt schon Monate am Stück wieder zu Hause«, sagte kürzlich Charlotte, meine Jüngste, ihrer Freundin und drückte mir einen dicken Kuss auf die Wange. Und als mir vor einiger Zeit eine Journalistin die Frage stellte: »Entscheiden Sie sich für das Leben – ist das Ihr Lieblingssatz?«, fiel ihr Sebastian, er war inzwischen neun Jahre alt geworden, ins Wort und rief: »Mein Lieblingssatz ist: Die Mama ist wieder zu Hause!« Mit leuchtenden Augen hüpfte er auf meinen Schoß und kuschelte sich an mich.

In vier Wochen wollten wir in die Sommerferien nach Holland fahren. Geplant war in diesem Jahr mal wieder ein Campingurlaub und wir freuten uns alle sehr darauf.

Und nun sollte wieder alles zerschlagen, alles auf den Nullpunkt gebracht werden, sollte ich wieder mit der unendlichen Sehnsucht nach Leben von vorne anfangen müssen, weil der Tod erneut seine Krallen nach mir ausstreckte – einfach mal eben so?

Dürfte ich jetzt mit der gefürchteten Rückrechnung beginnen, weil es keine Heilung mehr bei Metastasen gibt, sondern nur noch

Lebensverlängerung wie die Ärzte immer sagen?

›*Wieso Heilung?*‹, fragte mich Tom. ›*Hat man sie dir jemals versprochen? Heilung, das ist ein sehr dehnbarer Begriff. Du hast die Brüste verloren, ein zerstörtes Knochenmark, ein schwaches Immunsystem. Kannst du da überhaupt noch von Heilung sprechen?*

*Aber bring es auf den Punkt: Du lebst! Und das hätte damals vor zwei Jahren kaum ein Arzt für möglich gehalten. Lebensverlängerung, das können Jahre, Jahrzehnte sein. Jetzt lass die Dinge doch erst einmal auf dich zukommen!*‹

›Ach Tom, du bist ja so vernünftig und Recht hast du außerdem, aber ich will das alles jetzt nicht hören, weißt du, ich will doch einfach nur gesund sein!‹

So eine verdammt niederträchtige Krankheit! Warum ist Krebs so schwierig zu behandeln, was ist an ihm so tückisch, dass es noch kein Allroundmittel gibt, so wie gegen Fieber oder Kopfschmerzen? Die Technologie eilt im Galopp voran, Roboter erkunden bereits den Mars, aber bei der Bekämpfung von Krebs scheint die Wissenschaft weiterhin in den Kinderschuhen zu stecken.

Der Krebs hatte mich verändert. Er hatte mich das Leben gelehrt, mir ungeahnte, verschlossene Türen geöffnet für etwas völlig Neues, eine neue Zukunft. Aber jetzt brauchte ich ihn nicht mehr. Ich lebte intensiver denn je, voller Freude, Liebe und Zärtlichkeit für alles Lebendige auf dieser Welt.

»Ich will DAS nicht, nicht jetzt und nie mehr!«, schrie ich. Das Leben war doch gerade so schön! Niemand, nur mein Körper, der bei jedem Wort erzitterte, konnte diese lautlosen Schreie hören. Ich wollte keinen weiteren Krankenhausaufenthalt mehr, keine Biopsie, keine Schmerzen, keine Angst! Ich wollte nach Hause, auf der Stelle, und mein Leben so weiterleben, wie es gestern und vorgestern noch war!

Irgendwie spürte ich, dass man mich hier festhalten und ich morgen auf dem Operationstisch landen würde.

Verloren saß ich auf dem Bett mitten im Zimmer, dicke Tränen quollen mir aus den Augen und rannen über mein Gesicht.

›*Weine ruhig, wenn dir danach ist. Du darfst weinen*‹, flüsterte Tom.

Hunderte ungeweinte Tränen fanden endlich ihren Weg nach draußen und ein ganzer See aus Angst und Traurigkeit strömte in mein Kopfkissen. Als dann meine Augen heiß wurden und die Wangen brannten, ging ich ins Badezimmer und kühlte mein Gesicht mit einem feuchten Handtuch.

Wer könnte mir jetzt helfen?, überlegte ich.

Und wie könnte derjenige mir helfen? Wollte ich Worte des Trostes hören wie zum Beispiel: »Ach, du Arme, du tust mir aber Leid.« Nein! Vielleicht der Hoffnung: »Ach, wer weiß, vielleicht ist es ja nur eine harmlose Veränderung wie beim letzten Mal!« Nein! Vielleicht Worte des Mutes: »Denk positiv, dann schaffst du das auch noch!« Auch nicht! Mir war überhaupt nicht nach gut gemeintem Zuspruch zumute. Die zusätzliche Angst meiner Liebsten, die sich steigern und wie eine Lawine auf mich zu rollen würde, hätte ich kaum ertragen können.

Alles ist noch in der Schwebe, die Würfel sind noch nicht gefallen, also kann mir eigentlich niemand richtig helfen, dachte ich und trat ans geöffnete Fenster.

Es war ein schöner Tag und das Klinikgelände erstrahlte unter dem tiefblauen Himmel. Die im leichten Wind tanzenden Blätter der zahlreichen Bäume fingen die Sonnenstrahlen ein und blinkten wie tausend kleine Spiegelchen. Ich nahm einen langen, tiefen Atemzug und spürte die warme Frühlingsluft, die bereits herrlich nach Sommer duftete. Ganz hoch oben im Himmel malte ein Flugzeug Kreidestriche – in Richtung Urlaubsziel vielleicht?

Plötzlich klingelte das Telefon.

»Hallo, Mama!«

»Lionel, mein…«

»Mama, ich bin doch Sebastian. Kannst du uns denn immer noch nicht auseinander halten? Wann kommst du?«

»Basti, ich weiß es noch nicht.«

»Wieso, du kommst doch heute, oder, Mama?«

Sebastian ist meistens der Erste, der anruft, wenn ich im Krankenhaus liege. Ich hatte den Kindern fest versprochen, heute zurückzukommen, und sie zum Beweis meine Tasche durchsuchen lassen, in die ich genau für zwei Tage zwei Unterhosen, ein paar Strümpfe, ein Nachtshirt und Waschzeug gepackt hatte.

»Natürlich komme ich heute noch nach Hause«, beschwichtigte ich Sebastian. Für mich stand fest, dass ich den Kindern nicht am Telefon die Notwendigkeit der Biopsie erklären würde.

»Dann bis gleich, Mama – hm, Mama, bringst du uns was mit? Vielleicht eine kleine Überraschung?«

»Ja, mich bring ich mit«, sagte ich lachend.

»O.k. Mama, tschüüüüs, bis gleich«, und schon hatte er aufgelegt.

Es war bereits später Nachmittag und ich wünschte mir nichts sehnlicher, als so schnell wie möglich mit dem Chefarzt die nächsten Schritte besprechen zu können. Ich hatte tausend Fragen: Wann, wie, wie lange, und dann… So lauschte ich gebannt den Schritten auf dem Gang. Und jedes Mal, wenn das Klackern der Absätze oder die Stimmen dort draußen lauter wurden, schaute ich auf die Türklinke und hoffte, die Tür möge doch endlich aufgehen.

# *Eingriff*

Um sechs Uhr wurde ich am nächsten Morgen geweckt. Trotz der Beruhigungspille, die man mir am Abend zuvor verabreicht hatte, war ich erst in den Morgenstunden eingeschlafen. Ich taumelte ins Bad, um mich für die Operation vorzubereiten. Vor lauter Müdigkeit spürte ich weder Angst noch Traurigkeit. Ich nahm eine Dusche, zog das viel zu große Engelshemdchen über, putzte mir die Zähne und torkelte schnell wieder ins Bett, wo die Schwester schon mit den Kompressionsstrümpfen auf mich wartete.

»Gegen elf Uhr sind Sie dran«, sagte sie. »Und bitte, nichts mehr trinken. Die kleine Pille hier nehmen Sie, wenn es zum OP runter geht.«

Draußen wurde es gerade Tag, die Sterne verblassten allmählich.

Ein kleiner Eingriff wird das nur sein, hatte mir gestern Abend der Chefarzt versichert, nachdem ich ihn mehrmals gefragt hatte, ob man die Operation nicht aufschieben und die Rundherde im Schienbein die nächsten drei Monate erst einmal beobachten könne. Schließlich, so meinte ich, sei die Veränderung in meinem Beckenknochen ein halbes Jahr zuvor gutartig gewesen.

»Weitere drei Monate mit dem Bein herumlaufen und damit auch noch während des Strandurlaubes in der Sonne liegen, das kann ich als Arzt nicht verantworten«, sagte er, fügte dann aber tröstend hinzu, dass ich schnell wieder auf den Beinen sein würde und in drei Tagen, also am Montag, für die Präsentation meiner Prospektmappe bereits nach Norddeutschland reisen könne. Auf den pathologischen Befund müsse man sowieso mindestens zwei Wochen warten und so lange würde man mich auf keinen Fall in der Klinik festhalten.

Er hatte mir sogar vorgeschlagen, bei diesem Unterfangen gleichzeitig einige Venen hier und da an meinem Unterschenkel ziehen zu lassen. Seit den Schwangerschaften strotzten dort einige Krampfadern und der Gedanke, sie bald loszuwerden, gefiel mir.

Das sei alles ein Klacks, beendete der Professor schließlich unser Gespräch und seine Gelassenheit wirkte auf mich derart beruhigend, dass ich ihm bedingungslos glaubte. So hatte ich dem kleinen Eingriff inklusive Venenziehen zugestimmt, den Behandlungsvertrag unterschrieben und keine weiteren Fragen gestellt.

Auch wenn ich Metastasen haben sollte, war doch ein Bein ohne Krampfadern besser als eins mit schmerzhaften Venen. Aber wahrscheinlich, so überlegte ich weiter, glaubten die Ärzte gar nicht wirklich an eine bösartige Veränderung in meinem Schienbein. Würden sie Venen ziehen, wenn sie ein Rezidiv vermuteten? Mit dieser von mir so zurechtgelegten Logik und einer großen Portion schwarzem Humor konnte ich meine Angst eingrenzen und das Leben fühlte sich sofort besser an. Eine OP wegen Verdacht auf Metastasen und gleichzeitig ein Venenstripping, das war doch fast absurd und ich musste sogar lachen.

Nach der Chefarztvisite war ich noch schnell nach Hause gefahren, um meiner Familie mitzuteilen, dass ich operiert werden müsse. Ich versicherte allen, es handele sich bei diesem Minieingriff um allerhöchstens drei Krankenhaustage. Unter den Argusaugen meiner Kinder suchte ich auch nur für drei weitere Tage ein paar Sachen zusammen und konnte, ohne meine Brut in Traurigkeit und Angst zu hinterlassen, mit einem guten Gefühl zurück in die Klinik fahren.

Kurz vor elf Uhr wurde ich dann doch langsam nervös. Mein Durst war riesig. Seit Mitternacht hatte ich nichts mehr trinken dürfen und durch meine zahlreichen Schweißausbrüche war der Flüssigkeitsverlust so groß, dass meine Zunge trocken wurde und mein Kopf brummte.

Immer wenn jemand mein Zimmer betrat, hoffte ich, nun endlich an der Reihe zu sein.

Um ein Uhr, also dreizehn Stunden nach der letzten Flüssigkeitsaufnahme, hatte ich so starke Kopfschmerzen, dass ich nach einer Schwester rief.

»Wir dürfen Ihnen vor der Operation nichts geben, aber sicherlich ist es bald so weit«, vertröstete sie mich.

Die Stunden vergingen, ohne dass etwas passierte. Nur Kopfschmerz und Durst wurden immer schlimmer.

Jedes Mal empfinde ich das Warten auf die Operation als schrecklich. Würde ich schon frühmorgens kurz nach der OP-Vorbereitung drankommen, wäre alles nicht so schlimm. Dann hätte ich nicht diesen quälenden Durst und sicherlich auch keine Kopfschmerzen. Doch wenn ich bereits seit den frühen Morgenstunden für die Operation eingekleidet, mit Flügelhemd, Netzunterhose und Kompressionsstrümpfen einen halben Tag im Bett liegend darauf warten muss, dass die Tür aufgeht und es endlich losgehen kann, gelingt es mir kaum, meine Angst zu zügeln. Es ist das Unvermeidbare, das ich selbst entschieden habe, vor dem ich nicht mehr zurücktreten kann, das mich fürchten lässt und das ich so schnell wie möglich hinter mich bringen möchte. Meistens werde ich mit klopfendem Herzen, schwitzigen Händen, kalten Füßen, heißem Kopf, Bauchschmerzen und Durchfall hinunter in den OP gefahren.

Natürlich versuche ich mich zu entspannen, stelle ich mir vor, ruhig im Bett zu liegen und langsam ein- und auszuatmen. Manchmal nehme ich die Angst in meine Arme und tröste sie, aber in diesen Extremsituationen siegt meistens die Unruhe der Angst. Auch diese Zwangstilllegung, dass ich vor einer Operation nicht aufstehen soll, höchstens mal, um zur Toilette zu gehen, und weder essen noch trinken darf, verstärkt das Gefühl des Ausgeliefertseins. Vor einer Operation würde ich gerne Bonbons verschiedenster Geschmäcker lutschen, Möhren knabbern (was man natürlich niemals machen darf!) oder spazieren gehen, um mich abzulenken.

Als ich endlich gegen vier Uhr drankam, hätte ich heulen können, ich war einfach fix und fertig. Mir wurde mulmig und ich fing an zu zittern.

»Die Beruhigungspille haben wir ganz vergessen«, sagte ich im Fahrstuhl zu der Schwester am Fußende meines Bettes.

»Jetzt ist es zu spät«, antwortete sie. »Aber Sie schlafen ja sowieso gleich.«

Im Vorbereitungsraum wurde ich zügig verkabelt. Dann wartete ich allein, umgeben von zahlreichen Geräten, auf den Anästhesisten. Die Manschette des Blutdruckmessgerätes um meinen linken Arm pumpte sich in regelmäßigen Intervallen auf, mein Herz hörte ich über den Monitor rasen. Die Kopfschmerzen waren kaum noch auszuhalten und ich war so durstig, dass ich sogar Blumenwasser getrunken hätte. Ich fühlte mich unwahrscheinlich elend.

»Ich lass mir doch nicht meine Kompetenz untergraben!«, hörte ich plötzlich jemanden wutentbrannt hinter meinem Kopf schreien.

Hatte ich mich verhört?

Nein, erneut vernahm ich diese schrille Stimme. Ein Streitgespräch. Hinter meinem Kopf regten sich die Ärzte über den Dienstplan auf. Darüber, dass so spät am Freitagnachmittag noch operiert werden sollte. Auch der für die OP eingeplante assistierende Oberarzt war nicht aufzufinden. Es musste noch schnell ein Ersatzmann gefunden werden. Die Stimmung wurde immer schlechter.

›*Das ist doch wohl nicht wahr*‹, tobte Tom. ›*Ich glaube, du bist hier falsch!*‹

»Also, ich bin der Anästhesist und werde Sie jetzt in den Schlaf schicken«, stellte sich mir im nächsten Moment ein grün vermummter Mann, Eigentümer der eben gehörten Streitstimme, vor.

Während er meinen Arm abklopfte, um eine für den Zugang der Medikamente geeignete Vene zu finden, schilderte er kurz und tonlos seinen beruflichen Lebenslauf, wie lange er schon als Anästhesist arbeitete, wie vielen Patienten er bis heute eine Narkose verabreicht hatte und so weiter.

»Meine Venen sind alle ziemlich schlecht«, meinte ich.

»Ach, die hier sehen noch richtig gut aus«, und er klopfte tüchtig weiter.

»Nein, die tun nur so!« Am liebsten wollte ich die Hand wegziehen.

»Das sehe ich aber anders, hier habe ich eine sehr schöne«, und schon stocherte er mit der Nadel in meinem Handrücken herum, nicht aber in einer Vene.

»Verdammt«, meinte er, »die sah doch so gut aus.« Sofort versuchte er es an einer anderen Stelle und dann an noch einer und noch einer.

Die Tür zum Operationssaal öffnete sich einen Spalt und jemand schrie gereizt, ohne in Erscheinung zu treten: »Wo bleibt denn die Patientin!«

»Das letzte Mal wurde ein Zentralvenenkatheter gelegt. Das war zwar unangenehm, doch da hatte ich auch nach der Operation keine Venenprobleme bei der intravenösen Schmerzbehandlung«, sagte ich, gegen aufsteigende Tränen ankämpfend, mit zittriger Stimme.

»Sie glauben doch wohl nicht im Ernst, dass ich für diesen minimalen Eingriff einen Zentralvenenkatheter lege«, erwiderte er lachend. »Das könnten Sie ambulant machen lassen und eine Schmerztherapie werden Sie mit Sicherheit nicht brauchen.«

Die »Würde des Menschen ist unantastbar«, das scheint wohl keine Gültigkeit mehr zu haben, seit ich in den OP geschoben worden bin, dachte ich. Empört über das unsensible Verhalten des Personals im OP-Trakt und die Dreistigkeit und Gefühlskälte dieses Arztes konnte ich meine Tränen nicht mehr zurückhalten und fing an, laut zu schluchzen. Als ob ich mich zum Spaß operieren ließ. Schließlich ging es um mein Leben!

Was für ein … ja, was für ein Mensch!

*›Geh!‹*, rief Tom mir zu. *›Steh auf und lass ihn hier stehen. Dem und den anderen, die zur Zeit ja*

*wohl alle am liebsten woanders wären, nur nicht hier im OP, würde ich mein Leben nicht anvertrauen!‹*

Doch ich machte den schweren Fehler, nicht auf Tom zu hören, und blieb liegen.

Nein, eigentlich war es kein Fehler. Tom hatte zwar Recht, aber ich konnte gar nicht anders. Das Unvermeidbare war entschieden. Gibt es auf dem OP-Tisch noch ein Zurück?

Ich war viel zu erschöpft und gepeinigt von Schmerz und Angst, um aufstehen und hinausrennen zu können.

Entschuldigen kann ich das rücksichtslose und herablassende Verhalten dieses Anästhesisten und der OP-Crew bis heute noch nicht. Es ist für uns Patienten schon eine ungewohnte und belastende Situation, ins Krankenhaus zu gehen, an dessen Pforte wir bereits unsere aktive Rolle abgeben müssen, um uns den Bestimmungen des Personals und den gewichtigen Entscheidungen der Mediziner zu beugen. Vielleicht müssen wir uns vor einer großen Schar von Ärzten ausziehen und untersuchen lassen. Wir müssen uns ins Bett legen, dürfen das Klinikgelände nicht verlassen. Plötzlich gestalten andere unseren Alltag. Alles ist im Krankenhaus ungewohnt. Dazu kommt meist noch große Angst. Und wenn wir auf dem Operationstisch liegen, wo das ganze Drumherum noch furchteinflößender auf uns einwirkt, dann sollten wir gefälligst bestens betreut werden. Bestens, damit meine ich neben der medizinischen Versorgung, ausnahmslos verständnisvolle und liebevolle Fürsorge!

Obwohl ich weiß, dass in Kliniken häufig ein wahnsinniger Stress herrscht, soll ich es dulden, ja verzeihen, dass jemand seinen Frust am Patienten auslässt?

Völlig machtlos übergab ich mein Schicksal in diesem Moment der Laune der Ärzte und ihrem handwerklichen Geschick.

Die nächste Braunüle saß endlich. Kommentarlos spritzte mir der Anästhesist eine klare Flüssigkeit in die Vene.

Mir wurde heiß, die Tränen versiegten, mein Schluchzen erstickte und dann… kann ich mich an nichts mehr erinnern.

# *Unheil*

Es waren nicht die mir sonst nach Operationen bekannten üblichen Geräusche und verschwommenen Bilder, die mich wieder zurück in die Wirklichkeit holten, diesmal war es ein kaum zu beschreibender Schmerz, der mich gnadenlos wachrüttelte. Ich weinte, schrie.

Sollte ich denn noch im OP und die Operation im vollen Gange sein? Mir war, als würde man gerade mein Bein absägen, und mit den Händen tastete ich abwärts, um mich zu vergewissern, ob es überhaupt noch dran war.

»Frau Rexrodt, bitte ruhig liegen bleiben!«, rief jemand.

Das war schier unmöglich, ich schrie und wälzte mich hin und her. Eine Schwester erzählte mir später, dass man mich nach der Operation kaum hatte röntgen können, und ich immer wieder weinend ausgerufen hätte: »Warum habt ihr mir das angetan?«

Es sei furchtbar gewesen.

Irgendwann versuchte ich die Augen zu öffnen. Blinzelnd erkannte ich, dass ich in meinem Zimmer lag. Ein gutes Zeichen, dachte ich, denn nach längeren Operationen landet man gewöhnlich auf der Wachstation. Draußen dämmerte es bereits, also war es Abend. Als ich unter die Bettdecke schauend herausfand, dass kein einziger Schlauch aus dem Verband hervortrat, und nach oben blickend feststellte, dass auch keine einzige Infusion am Ständer baumelte, betrachtete ich dies als ein weiteres gutes Zeichen dafür, dass alles wie versprochen nur ein Klacks gewesen war. Schmerzen verspürte ich im Augenblick nicht, denn man hatte mir eine Spritze gegeben. Ich sank zurück in die Kissen und schlummerte wieder ein.

Doch dieser vermeintliche Frieden sollte nicht lange währen. Das nächste Mal als ich erwachte, war der höllische Schmerz mit solch einer Wucht wieder da, dass er mir fast den Verstand raubte. Ich suchte nach dem Klingelknopf und schellte, aber die Stimme aus meinem Nachttisch konnte ich gar nicht wahrnehmen. Normalerweise fragt sie: »Ja bitte?«, und da ich wohl nicht reagierte, dauerte es eine Ewigkeit – so schien es mir zumindest –, bis eine Schwester kam.

»Es tut so weh«, heulte ich. »Tun Sie bitte was! Es tut doch so weh!«

In meinem Bein herrschte der absolute Ausnahmezustand, wenn nicht sogar Kriegszustand. Mit jedem Augenblick nahmen die Schmerzen an Intensität zu. Ich brauchte Hilfe, ein gutes Schmerzmedikament, sofort.

»Ist es so schlimm?«, hörte ich die Worte der Schwester, die jetzt mit einer Tablette an meinem Bett stand und das Wasserglas füllte.

»Das ist eine Fünfhunderterparacetamol, die dürfen Sie mit einem Schluck Wasser nehmen.«

»Paraceta… nein, was Stärkeres bitte!«, jammerte ich.

Durch die Schmerzen konnte ich nicht ruhig liegen bleiben, meine Beine drehte ich hin und her, stellte sie auf und ab, immer wieder, es war schier unerträglich.

Erst nach Rücksprache mit dem Anästhesisten bekam ich eine Spritze, die dann auch wirkte, so dass ich wieder in den Schlaf flüchten konnte, in eine Welt ohne Schmerz…

In der Dunkelheit wurde es auf einmal hell. Es war Sommer, wir waren an der Nordsee in Holland. Ich wartete auf das Kommando meines Sohnes loszulaufen. Und dann lief und lief ich – gegen den Wind, der jede Faser meines Körpers berührte, durch die anrollenden Wellen, die mich nass spritzten. Ich wurde immer schneller, der Drachen flog höher, meine Schritte wurden leichter und plötzlich hob ich ab. Ich konnte fliegen, es war himmlisch. Jauchzend rief ich meinen Kindern zu, sie sollten mir die Hand reichen und mitfliegen, als der Drachen plötzlich seine Richtung änderte und mich …

… zurück in diese Klinik brachte. Das Telefon klingelte und mein Mann war am Apparat. Ich fing an zu weinen, der Hörer rutschte mir weg und fiel samt Telefon mit Getöse zu Boden. Den Versuch, es aufzuheben, machte ich erst gar nicht, ich war sowieso nicht in der Lage, mit irgendjemandem zu telefonieren.

Die Nacht wurde zum blanken Horror und wollte kein Ende nehmen. Das Schmerzmittel wirkte nie lange und ich klingelte viel zu früh, wie die Schwester meinte, nach der nächsten Spritze. Der Sechsstundenrhythmus müsse eingehalten werden.

Zu irgendeinem Zeitpunkt flehte ich sie weinend an, mir die Spritze zu geben. Ich bettelte darum, wie eine Verdurstende nach einem Glas Wasser.

Die Schwester war wirklich rührend. Obwohl sie ganz allein die Station zu versorgen hatte, nahm sie sich Zeit, um mich zu trösten und mich zu beruhigen. Ich spürte, dass ich ihr Leid tat. Aber sie konnte mir nicht meine

Schmerzen nehmen, der Anästhesist hatte ihren Vorschlag, auf ein stärkeres Präparat umzustellen, abgelehnt.

›O Gott, Tom, hilf mir‹, weinte ich, ›was ist eigentlich mit meinem Bein los?‹

Doch Tom hatte sich verkrochen.

Zu dem ungewöhnlich starken Schmerz, den ich in solch einer Form bisher noch nicht gekannt hatte und den ich auch nicht in der Lage war einzuordnen, kroch in mir eine unbeschreibliche Angst hoch, die sich allmählich ausbreitete und schließlich aus jeder Zelle meines Körper um Hilfe schrie; eine schier unbändige Angst, dass gerade etwas Schreckliches mit meinem Bein passierte.

Am Morgen darauf verlangte ich sofort einen Arzt, und als endlich gegen zehn Uhr die Visite kam, war ich durch die mir kurz zuvor verabreichte Schmerzspritze etwas ruhiger. Relativ gefasst und bemüht, einen klaren Gedanken zu finden, schilderte ich den Ärzten ziemlich genau die Qualen, die ich den ganzen letzten Abend und die Nacht hindurch erleiden musste, und forderte sie energisch auf, unter meinen Verband zu schauen.

»Ist denn die Drainage schon gezogen?«, fragte der Oberarzt.

»Es wurde keine gelegt«, erwiderte daraufhin, in die Akte schauend, der Stationsarzt.

Er zog die Augenbrauen hoch und mir entging nicht, dass sich beide Ärzte vielsagende Blicke zuwarfen.

»Wieso liegt das Bein nicht hoch?«

Die Schwester trat sofort ans Bett, öffnete einen kleinen Schaltkasten am Fußende und fuhr dieses hoch.

»Unter dem Verband ist die Hölle los!«, rief ich verzweifelt.

»Sie sind P-Patientin (Privatpatientin), da schaut der Chef selbst drunter und das geschieht normalerweise am dritten Tag nach der Operation. Der Eingriff war übrigens ein bisschen größer als geplant, das heißt, Sie müssen die nächsten Wochen an Gehhilfen gehen. Aber das wird Ihnen der Chef alles noch selber sagen.«

Plötzlich hörte ich den »Pieper« in der Kitteltasche des Doktors. Hastig fischte er ihn heraus und schaute genervt auf das Gerät, »Sie dürfen heute weiterhin alle vier Stunden die Morphiumspritzen bekommen«, rief er mir noch im Türrahmen zu. Und schon war er draußen.

Der kann doch nicht einfach rausgehen?! Fassungslos saß ich in meinem Bett, allein gelassen mit tausend Fragen, Schmerz und Angst.

An Gehhilfen? Wieso größer als geplant, weswegen? Haben die vielleicht doch etwas gefunden – Metastasen vielleicht? Habe ich deshalb so starke Schmerzen, weil so viel ausgeräumt werden musste? Metastasen im Schienbein – wie würde das behandelt? Würde ich wieder Chemo bekommen? Oder vielleicht nur eine Hormontherapie und Bestrahlung? Könnte ich damit noch lange leben?

Ich will doch leben! Ich will leben!

Tränen tropften auf die Bettdecke.

Tom nahm mich liebevoll in seine Arme und tröstete mich.

›*Schell doch noch mal nach einem Arzt*‹, empfahl er mir nach einer Weile. ›*Auch wenn der Chefarzt nicht im Hause ist, muss dich doch sein Vertreter aufklären können.*‹

Es war aber Samstag, seine Vertretung noch nicht im Hause. Und als am Nachmittag der Oberarzt zu mir kam, konnte er mir auch nicht sagen, warum die Operation größer als geplant verlaufen war und warum ich so starke Schmerzen hatte. Der Operationsbericht sei noch nicht geschrieben, da müsse ich schon auf den Chefarzt warten.

›*Freitags sollte man sich möglichst nicht operieren lassen, am Wochenende ist man hier ja verraten und verkauft*‹, meldete sich erneut Tom. ›*Es ist zum Kotzen und zum Heulen, echt. Aber weißt du, du warst viel zu forsch. Erzählst den Ärzten sogar, was sie zu tun haben. Das finden die gar nicht toll.*

*Du hättest weinen sollen, so wie letzte Nacht, winseln oder auch brüllen. Glaub mir, dann hätten sie deine Schmerzen sicherlich ernster genommen und unter den Verband geschaut. Aber wie du da saßt, mit deinen roten, gesund aussehenden Bäckchen und deiner Sprachgewandtheit …‹*

›Na und, ich hatte doch kurz zuvor endlich ein Schmerzmittel bekommen. Seit wann sind Worte bedeutungslos? Außerdem sehe ich doch immer aus wie das blühende Leben, selbst als Chemopatientin war das so. Es fällt mir halt schwer, mich vor den Ärzten richtig gehen zu lassen. Mir ist es lieber, mein Problem beim Namen zu nennen, wie du weißt.‹

*›Und das gerade wird dir zum Verhängnis. Andere Patienten, die mit dunklen Schatten unter den Augen leidend in ihren Kissen versunken den Arzt um Hilfe bitten, sind sicherlich besser dran. Der Arzt fühlt sich dann in seiner Helferrolle herausgefordert und handelt. Aber du erteilst noch Aufträge und befiehlst ihnen, unter den Verband zu schauen!‹*

›Gut, in diesem letzten Punkt magst du ja Recht haben, aber ich werde mir weder Schatten unter die Augen malen noch mich bleich schminken, um zu überzeugen. Und da mir bei der Visite nicht nach Winseln zumute war, habe ich völlig richtig gehandelt, basta!‹

Diesen Zwiespalt trage ich schon lange mit mir herum. Psychologen und Ärzte haben sogar schon behauptet, ich sei nicht authentisch. Jede Krankheit, jedes Leid würde sich nach außen hin zeigen. Nun, da bin ich wohl die Ausnahme.

Vielleicht liegt es auch an meinen Genen. Mütterlicherseits habe ich asiatische Vorfahren. Das runde Gesicht, die hohen Wangenknochen konnten sich durchsetzen. Mein Opa, meine Mutter, deren Bruder, meine Schwester oder ich, wir sehen einfach immer gesund aus. Sind wir krank und fiebern, könnten wir glattweg Werbung für Käse, Milch oder Rotbäckchen machen.

Den ganzen Tag über achtete ich darauf, alle vier Stunden pünktlich meine Spritze zu bekommen, dabei dehnte sich die letzte halbe Stunde qualvoll in Minuten und Sekunden und schien gar nicht enden zu wollen.

Jedes Mal flossen Tränen, wenn ich mit dem Rollstuhl zur Toilette gefahren werden musste. In meinem Bein schlug dann ein zweites Herz und ich hatte das Gefühl, es würde jeden Moment platzen.

Gegen Abend verstärkten sich die Schmerzen. Ich rief meinen Mann an und heulte nur. »Du liegst doch im Krankenhaus, welcher Ort auf der Welt kann geeigneter bei diesem Problem sein?«, fragte er mit der Naivität des »chronisch Gesunden«, dem man vor fünfzig Jahren einmal die Mandeln herausgenommen hatte. Er klang fast ein wenig verärgert, jedenfalls gestresst. Im Hintergrund vernahm ich das Rufen der Kinder. Sie saßen alle drei in der Badewanne und mein Mann musste schnell auflegen, da im Badezimmer gerade völlige Überschwemmung drohte. Als ich meinen Vater anrief und ihm schluchzend erzählte, dass ich Höllenqualen aushalten müsste, versprach er mir, am nächsten Tag mit meiner Mutter vorbeizukommen. Mit den Worten, ich sei ja in guten Händen und mir würde es morgen sicherlich schon viel besser gehen, verabschiedete er sich schließlich. Meine Eltern wollten noch zum Tanzen.

Draußen färbte gerade die untergehende Sonne die Kliniklandschaft in ein bizarres, rotes Licht. Der Tag ging zur Neige und versprach mit seinem dunklen Schatten eine weitere qualvolle Nacht.

Mir war jetzt gewiss, dass mich in dieser Klinik niemand ernst nahm.

»Sie sollten aber etwas essen«, sagte mir die Schwester und stellte das Frühstück auf meinen Betttisch.

Seit Donnerstagabend hatte ich nichts mehr zu mir genommen. Jetzt war bereits Sonntag. Aber auch an diesem Morgen konnte mich das Frühstück nicht locken, mir war überhaupt nicht nach Essen zumute, ich wollte erst einmal keine Schmerzen mehr haben. Darum bat ich die Schwester um die schon seit einer Stunde überfällige Spritze.

»Ab heute bekommen Sie nur noch Paracetamol, haben die Anästhesisten angeordnet.«

»Wie bitte?«, schrie ich zurück. »Paracetamol hilft mir doch überhaupt nicht, dann kann ich gleich Traubenzucker schlucken!«

»Das ist aber so angeordnet worden, da kann ich Ihnen nicht einfach etwas anderes geben«, erwiderte sie.

»Dann will ich jetzt sofort den Arzt sprechen«, schrie ich weiter, »jetzt sofort, oder ich verlasse auf der Stelle die Klinik!«

Dabei wäre ich nicht einmal in der Lage gewesen, allein bis zur Tür zu gelangen. Durch die starken Schmerzen waren die Schlafphasen immer kürzer geworden, so dass ich mittlerweile, übernächtigt und gestresst, fast kindisch reagierte. Ich fühlte mich völlig überfordert, allein gelassen und meinem Schicksal ausgeliefert.

Die Schwester versprach mir, einen Arzt zu schicken.

Der Kaffee wurde kalt, die Wurst rollte sich schwitzend ein, die Butter fing an zu schmelzen … dann wurde das Tablett wieder abgeholt … und ich rollte mich im Bett wie ein Embryo zusammen und wimmerte.

Ein Arzt war noch nicht erschienen.

Just in dem Moment als mir mein Mann gegen Mittag am Telefon versicherte, dass er in der Klinik anrufen würde, sollte in der nächsten Stunde nichts geschehen, kam der Stationsarzt in mein Zimmer. Ich legte auf.

»Was gibt es denn hier Besorgniserregendes?«, begrüßte er mich. Als er aber sah, dass ich mir die Tränen wegwischte, packte er durch die Bettdecke den dicken Zeh meines gesunden Beines, wackelte ihn tröstend ein bisschen hin und her und meinte: »Gut, wir werden den Verband wechseln. Ich hole eben schnell das Besteck und eine Schwester.«

Die Schwester hielt mein Bein hoch, der Arzt wickelte den Verband ab.

Endlich passierte etwas! Aufklärung und vielleicht weniger Schmerzen?! Zweiundvierzig Stunden waren nun seit der Operation vergangen. Zweiundvierzig Stunden hatte ich gelitten, hatte ich gekämpft, um mir Gehör zu verschaffen.

Doch war mein Schicksal bereits entschieden, meine Zukunft geschrieben …

## *Chaos*

»Ach du Scheiße!«, hörte ich den Doktor plötzlich ausrufen. Entsetzt blickte er die Schwester an.

»Wieso, was ist?«, fragte ich, den Kopf anhebend, um mein Bein sehen zu können. Blankes Entsetzen ergriff nun auch mich. Ein durch den Verband zum Teil blutig eingerissener Fleischklumpen, fast so dick wie mein Oberschenkel, mit zahlreichen bis zu zweimarkstückgroßen Blasen präsentierte sich mir als mein Wadenbein. An einigen geplatzten Blasen, aus denen Wundsekret sickerte, klebte noch Verbandsmull.

Auf mein Bein starrend, verlor ich jeglichen Gedanken, jegliches Gefühl der Angst, Traurigkeit oder Wut. Selbst Schmerzen empfand ich keine mehr. Ich saß einfach nur da und blickte auf dieses mir fremde Gebilde; es war, als ob es schon nicht mehr zu mir gehörte, und dann … packte mich das Grauen.

Mit einer langen, filigranen Pinzette setzte sich der Arzt kopfschüttelnd auf einen Hocker und machte sich an meinem Bein zu schaffen. Während er versuchte, die verklebten Mullreste zu entfernen, erklärte er mir, dass er vorsichtig vorgehen müsse. Er wolle wegen des Infektionsrisikos auf jeden Fall vermeiden, die Blasen aufzureißen. Doch der Versuch scheiterte.

»Das müssen wir einweichen, sonst kriegen wir die nicht schonend runter«, kommentierte er. Sichtlich berührt griff er nach der Flasche mit dem Desinfektionsmittel und sprühte direkt auf die offenen Wunden. Tausend glühende Nadeln hagelten auf mein Bein nieder, bohrten sich gnadenlos in die Wunden und entfachten ein Inferno. Instinktiv schlug ich laut aufschreiend meinem Peiniger das Zeug aus der Hand. Mein Bein pochte zum Zerbersten und glühte wie Feuer. Alles drehte sich und ich drohte ohnmächtig zu werden.

Die Schwester fühlte meinen Puls und wollte mir ein Glas Wasser reichen.

Doch ich schrie nur, meine Hände beschützend über die Wunden haltend. Es tat so unbeschreiblich weh, dass ich am ganzen Körper zitterte.

»Ich muss die Wunden doch desinfizieren«, tönte der Doktor irritiert.

So schnell gab ich mein Bein nicht mehr

her. Erst als er mir den Vorschlag machte, mit einer Salzlösung die Mullreste einzuweichen, und versprach, dass dies bestimmt nicht wehtue, willigte ich ein.

Die Lösung vermischte sich mit dem Desinfektionsmittel auf meiner Haut und floss in jede noch so kleine Wunde.

Es war die Hölle.

Nachdem die qualvolle Prozedur beendet und alles gesäubert war, blieb ein sehr krankes, geschundenes Bein auf der Bettdecke liegen. Für eine Weile durfte es sich an der Luft ausruhen. Ganz genau schaute ich es mir an, ich werde diesen Anblick wohl nie vergessen.

Der Arzt wollte es in einer halben Stunde neu verbinden.

»Mein Gott, hat es da reingeblutet«, sagte er noch bestürzt und ein wenig hilflos, als er zur Türe hinausging.

›*Beweg deine Zehen*!‹, flüsterte Tom.

Daraufhin bewegte ich kräftig die Zehen des gesunden Beines.

›*Jetzt auch die anderen!*‹, befahl er sanft.

Es klappte nicht. Ich versuchte es noch mal. Fünf dicke, kleine, auf meinem geschwollenen Fuß aufgepfropfte Zehen, die aussahen wie zerkochte Würstchen und jederzeit zu platzen drohten, verweigerten jeglichen Befehl. Ich schloss die Augen und konzentrierte mich auf meinen Fuß. Wenigstens ein Mal wollte ich kurz die Zehen anheben, nur ein einziges Mal. Es war unmöglich.

›*Dann versuch, den Fuß zu bewegen*‹, spornte mich Tom weiter an. Wieder strengte ich mich an. Doch wie ein Klumpen Blei lag mein Fuß regungslos auf dem Oberbett. Immer schneller und hysterischer wurden meine Befehle: »Los, beweg dich, beweg dich!« Je mehr ich versuchte, eine Reaktion zu bewirken, desto mehr spürte ich Panik in mir aufkommen. Mir wurde heiß, das Klopfen im Bein immer schneller, Gedanken schossen wie Pfeile durch meinen Kopf. Eine furchtbare Ahnung war plötzlich da:

Mein Fuß war leblos – tot.

Binnen Minuten war mein Zimmer voller Ärzte. »Versuchen Sie den Fuß anzuheben, heben Sie den Fuß an«, befahlen sie immer wieder. Die Tür ging auf und zu. Sie zerrten, bogen und klopften meinen Fuß, stellten tausend Fragen, ob ich hier oder da noch etwas spüre, fuhren das Fußende des Bettes hoch, verpassten mir ein starkes Entwässerungsmittel, legten nach etlichen Versuchen einen intravenösen Zugang, schlossen mich an eine Cortisonpumpe an, erteilten mir Aufstehverbot und Bettpfanne. Der Chefarzt wurde angerufen und ein Neurologe herbeibeordert. Es herrschte Panikstimmung.

Ich dagegen lag regungslos im Bett und ließ nur noch geschehen. Ohnmacht nahm mir gerade alles fort. Jetzt, da man sich endlich um mich kümmerte, war es bereits zu spät. Mein Bein hatte zu lange leiden müssen. Als ob ich aus meinem Körper geschlüpft war, schwebte ich auf einmal über den Dingen und betrachtete die Szene von oben, ohne Schmerz, ohne Traurigkeit, Wut oder Verzweiflung.

Ganz eindeutig war eine gefürchtete »Panne« eingetreten. Von einem Kompartmentsyndrom (eine durch Abquetschung von Nerven hervorgerufene Fußheberlähmung) war die Rede und davon, ob ich runter in den OP solle, natürlich müsse ich auf jeden Fall nüchtern bleiben. Es wurde beraten und getuschelt, besorgte Blicke auf mich gerichtet.

Eine große, schlanke Ärztin betrat das Zimmer und stellte sich als Professorin der Neurologie vor. Sie war auffallend jung für eine Professorin, dachte ich. Sie war sehr hübsch und elegant und trug ihr langes, blondes Haar zu einem Zopf zusammengebunden. Als sie mein Bein sah, wich sie erschreckt für einen Moment zurück. »O Gott, mir wird schlecht!«, rief sie entsetzt. »Was hier passiert ist, das ist mir schon klar, da brauche ich nicht mehr viel zu untersuchen.« Nachdem sie mir einige Fragen gestellt hatte, wo das Taubheitsgefühl beginne, ob ich ein Kribbeln verspüre, seit wann ich die starken Schmerzen habe, setzte sie sich zu mir ans Bett und erklärte mir, dass eine Operation jetzt nicht mehr sinnvoll sei. Die Nerven seien bereits so hochgradig geschädigt, dass ich von einem operativen Eingriff nicht mehr profitieren würde. Für eine Spaltung der Muskulatur, die bei einem Kompartmentsyndrom sofort durchgeführt werden muss, sei es zu spät. Bevor sie ging, nahm sie meine Hand und sagte beruhigend: »In ein paar Tagen werde ich wieder nach Ihnen sehen. Sie brauchen jetzt keine Schmerzen mehr zu leiden, dafür werde ich sorgen.«

Mit verschränkten Armen beteuerte der Chefarzt immer wieder, dass das Malheur nicht mit »seiner« Operation im Zusammenhang stünde, und schob es auf das Venenstripping. Kurz angebunden und unpersönlich verkündete er mit wenigen Worten, dass ich wegen der schwerwiegenden Komplikation länger als geplant im Krankenhaus liegen würde. Um das Entstehen von Spitzfuß zu vermeiden, verordnete er das Anpassen einer Gipsschiene sowie intensive Krankengymnastik. Im Türrahmen rief er noch »Gute Besserung«, dann war er verschwunden.

Ich sagte nichts, obwohl ich am liebsten geschrien hätte. Ich wollte seinen Kittel greifen und ihn festhalten. Ich wollte doch, dass er mir all die auf meinem Herzen lastenden Fragen beantworte. Aber ich rührte mich nicht, ich konnte mich nicht bewegen, wie gelähmt ließ ich alles geschehen. Ich schaute zum Fenster hinaus und verlor mich im Grün der Blätter.

Dort hörte ich das fröhliche Lachen meiner Kinder. Es wurde immer lauter, immer lebendiger und dann waren wir zusammen, mein Mann, meine Kinder und ich – am Rheinufer – wir spielten Fangen und Verstecken, hüpften und lachten, schauten den Frachtschiffen nach, schleckten Eis, bestaunten die Geschicklichkeit der Skateboardfahrer, tranken Limonade in einem Café ... dabei fühlte ich mich wohler denn je. Ich konnte mich bewegen, nichts tat mir weh und kerngesund sah ich aus. War das herrlich. Freude über Freude! Wir waren so glücklich!

Wie lange ich in diesem Bild verharrte, weiß ich nicht mehr.

Irgendwann standen meine Eltern mit einem Strauß Blumen und einer Schüssel mit meinem griechischen Lieblingssalat im Türrahmen. Liebevoll gab mir meine Mutter ein

Küsschen, mein Vater stellte die Blumen in eine Vase. Ich fing sofort an zu weinen, Tränen strömten über mein Gesicht und schluchzend zeigte ich auf mein Bein, das hochgelagert in zahlreiche Eispackungen gewickelt war.

»Es ist t-t-a-ub, be-bewegungslos, wie t-o-t«, stammelte ich. »H-helft mir, ich w-will hier r-raus.«

Meiner Mutter schossen die Tränen in die Augen, sie streichelte meine Wangen. »Das wird schon wieder«, versuchte sie mich zu beruhigen.

Mein Vater dagegen stellte sofort Fragen, er wollte alles wissen, ob man nach der Biopsie bereits einen Verdacht geäußert hat, wie viel man ausgeräumt habe, wie der Knochen jetzt aussehe, ob er instabil sei, woher die Fußlähmung so plötzlich komme, ob sie sich zurückbilden werde und so weiter. Dabei ging er, mit einer Hand sein Kinn abstützend, auf und ab.

Keine einzige seiner Fragen konnte ich beantworten.

»Wie kann denn so etwas passieren? Du bist doch gesund hier reingegangen, konntest laufen, hüpfen, ja sogar tanzen, und jetzt sollst du eine Lähmung haben?« Fassungslos schaute mich mein Vater an.

Vor einer Woche noch hatte er mich quicklebendig erlebt und nun musste er mit ansehen, wie seine Tochter gepeinigt durch Schmerz und Angst, an zahlreiche Infusionspumpen angeschlossen, um ihr Bein kämpfte – oder vielleicht sogar um ihr Leben?

»Ich muss jetzt einen Arzt sprechen«, sagte mein Vater nervös und ging hinaus.

Währenddessen versuchte meine Mutter mich mit kleinen Häppchen zu füttern. Immer wieder piekste sie in den Salat und reichte mir liebevoll die Gabel. Ihr zuliebe knabberte ich an einer Möhre, Olive oder Gurke, aber die Salatschüssel wollte nicht so recht leer werden.

Mein Gewicht ist schon immer eine große Sorge meiner Mutter gewesen. Sie meint, ich sei zu dünn. »Bist du krank oder musst wieder operiert werden, hast du keine Reserven«, sagt sie mir fast jedes Mal, wenn wir uns sehen. Dann verwöhnt sie mich mit leckeren Speisen und achtet darauf, dass ich auch ja alles aufesse. Ich erinnere mich noch, wie entsetzt sie war, als ich einmal im Slip, es war kurz vor der Diagnose Brustkrebs, in ihrem Schlafzimmer auf der Waage stand. Diese zeigte 39 Kilo an und ich sah entsprechend aus. Meine Mutter war damals felsenfest davon überzeugt, ich sei magersüchtig, und wollte schon meinen Hausarzt verständigen; doch es war ein riesiger Tumor, der mich derart ausgezehrt hatte. Dieses Erlebnis hat sie wohl bis heute nicht mehr losgelassen und ihre Besorgnis kann ich gut verstehen. Jetzt wiege ich zwar zehn Kilo mehr, aber ein kleiner Vielfraß, so muss ich zugeben, bin ich noch immer nicht geworden, ich bin eher eine Naschkatze.

Ziemlich schnell kam mein Vater wieder zurück; er hatte keinen Arzt finden können. Mit hochrotem Kopf und verschränken Armen stand er vor meinem Bett. Es tat mir weh, sehen zu müssen, wie verzweifelt meine Eltern waren. Meine Mutter mit der großen, noch vollen Salatschüssel in der Hand und unendlich traurigen Augen, mein Vater, gezeichnet von der Angst.

Allmählich kaute ich immer langsamer und schlucken mochte ich auch nicht mehr. Meine Augenlider wurden schwer und ich hatte Mühe, sie offen zu halten. Es war eine angenehme Müdigkeit, die sich um mich legte, und ich spürte, dass die Schmerzen deutlich nachließen. Nach zwei schlaflosen Nächten in quälender Pein trat jetzt endlich die ersehnte Erlösung ein. Die Schmerzinfusion wirkte und geborgen im Beisein meiner Eltern schlief ich ein.

## *Gefühle*

»Mama, du hast ja orange Zehen! Guck mal, Basti, wie das aussieht!«, rief meine Tochter Charlotte belustigt, als sie die Bettdecke aufschlug, um sich mein Bein ansehen zu können, das hochgelagert in einer Gipsschiene ruhte.

»Na und, ist mir doch egal, vor zwei Wochen waren die noch weiß und da hatte Mama keinen Gips und konnte laufen. Das ist ein Scheißkrankenhaus. – Mama, wann kommst du nach Hause? Du wolltest nur drei Tage bleiben und jetzt bist du schon so lange hier!« Traurig schlang Sebastian seine Arme um meinen Hals und drückte sich ganz fest an mich. Tränen kullerten über seine Wangen und tropfen auf mein Nachtzeug.

»Ach Basti, die Mama kommt doch bald nach Hause, weißt du, sobald ihr Bein heile ist«, tröstete ihn Lionel, als er merkte, dass sein Bruder weinte.

Charlotte streichelte mich, dann gab sie Sebastian ein Küsschen. »Die Mama kommt doch bald wieder nach Hause. Stimmt doch, ne, Mama?« Ein besorgtes, fragendes Gesichtchen schaute mich an. O Gott, wie ich sie liebe, die Kinder.

Meine Augen wurden feucht, sie fingen an zu schwimmen. Nein, nicht jetzt! Bloß jetzt nicht weinen. Ich hatte mich doch so auf den Besuch meiner Kinder gefreut. Ich wollte keine Tränen, doch sie waren stärker als mein Wille.

›*Lass los*‹, meldete Tom sich sanft. ›*Du bist gerade glücklich und traurig, warum sollst du dann nicht weinen dürfen? Du darfst deinen Kindern auch traurige Gefühle zeigen, dass musst du sogar. Sie tun es ja ebenso.*‹

Unter meinen geschlossenen Lidern quollen nun die Tränen hervor, vorsichtig bahnten sie sich einen Weg entlang der Nase, dann rannen sie an meinen Wangen herunter.

Eine Weile weinten wir alle – bis die Türe aufging und mein Mann hereinkam. Er hatte noch den Wagen parken müssen und die Kinder waren ihm vorausgeeilt.

»Ach du grüne Neune«, rief er aus, als er uns sah. »Ich dachte, wir wollten uns freuen, an diesem schönen Tag! Schaut mal raus!«

Es war wirklich ein prachtvoller Sommertag. Der Himmel strahlte unendlich blau.

»He, ich kann ja den Mond sehen!« Voller Begeisterung löste sich Sebastian von mir und lief zum Fenster.

Kurz darauf bestaunten alle drei den Mond am helllichten Tag.

Seit dreizehn Tagen lag ich nun in diesem Zimmer. Typisch für einen Altbau, wirkte es im Verhältnis zu der unglaublich hohen Decke viel zu klein. Doch es war sehr schön renoviert, komfortabel, verfügte über einen separaten WC- und Waschraum und sogar richtig hübsche Vorhänge zierten links und rechts seine Aussicht. In der Mitte, etwas verloren, stand mein Bett, von dem ich direkt aus dem Fenster in die Welt blicken konnte. Die vor der Operation kahle, bilderlose Wand schmückte jetzt eine große, auf Forex gezogene Fotografie zweier roséfarbener Tulpen im Morgengrauen, die mein Mann eine Woche zuvor mitgebracht hatte. Auf einer Leuchtschiene über meinem Bett hockten, lauerten zahlreiche Kuscheltiere, »wichtige Aufpasser und Geschichtenerzähler, um wieder gesund werden zu können«, so meinten meine Kinder. Und natürlich war mein Nachtschrank, wie immer, wenn ich über längere Zeit im Krankenhaus liegen muss, gefüllt mit Nascherei, Marmelade, Nutella, Obst und zahlreichen Cappuccino-Instant-Tütchen. Meine Eltern kamen mich mit einem vollen Picknickkorb einen über den anderen Tag besuchen.

Alle kümmerten sich redlich um mich, auch die Schwestern, Physiotherapeuten und Ärzte, die ziemlich betroffen waren, taten ihr Bestes.

Trotz intensiver Krankengymnastik konnte ich meinen Fuß bislang immer noch nicht anheben. Ohne Gipsschiene hing er einfach vollkommen taub und leblos herunter. Meine Verzweiflung, dass ich ihn nie mehr spüren, ihn nie mehr würde bewegen können, war manchmal so groß, dass ich es im Bett kaum noch aushalten konnte.

Tom war derjenige, der mir am meisten Mut machte und mir immer wieder zuflüsterte, dass ich eines Tages wieder laufen würde, und er riet mir dringend, mit Vorstellungsbildern zu arbeiten. Diese Technik war mir seit der Chemotherapie bereits vertraut und von ihrer Heilkraft und Wirksamkeit war ich überzeugt.

Sportler arbeiten übrigens instinktiv oder auch von ihren Trainern dazu angehalten mit Vorstellungsbildern. Bei Sportveranstaltungen habe ich immer wieder fasziniert beobachtet, wie Spitzensportler, zum Beispiel Hochspringer, bevor sie loslegen, mit den Augen, ja sogar mit Kopfnicken, ihren Anlauf vorausplanen und dann schon vor sich sehen, wie sie beim letzten Sprung über die Latte kommen. Sie stellen sich den Erfolg vor und programmieren auf diese Weise jede Zelle ihres Körpers mit einer positiven Botschaft. Ihr Selbstvertrauen wird größer, die Atmung entspannter, die Schritte sicherer; die Voraussetzungen im Körper zum Sieg, zur Erfüllung des Wunsches, werden optimiert. Genauso kann auch ich mit dieser Technik auf die Verwirklichung meiner Wünsche hinarbeiten.

Auch die Chefneurologin, die wenige Tage nach ihrem ersten Besuch wieder zu mir ins Zimmer kam, unterstützte erfreut mein Vorhaben, mit positiven Vorstellungsbildern dem Fuß eine weitere Chance einzuräumen, ihn eines Tages wieder bewegen zu können.

»Unsere Gedanken sind mächtiger, als wir glauben«, sagte sie.

Ich stimmte ihr zu.

So stellte ich mir jeden Tag mehrmals bildhaft vor, dass meine Nerven wieder Stück für Stück zusammenwachsen würden. Ich malte mir im Geist ein Bild, auf dem ich gesund war. Jedes Mal sah es etwas anders aus. Einmal ging ich mit meinen Kindern und meinem Mann in einem lichtdurchfluteten Wald, unbeschwert, fröhlich, voller Lebensfreude, spazieren. Dabei fühlte ich mich genau in die Situation hinein, sah das Grün der Blätter, das Tänzeln des Lichts, nahm den typischen Geruch des Waldbodens wahr, ich konnte die Leichtigkeit meiner Schritte wirklich spüren, das Glücksgefühl ...

Ich gestaltete dieses Bild nicht mit dem zwanghaften Gedanken: ›Das muss jetzt funktionieren!‹, sondern eher bedingungslos, aus Liebe zu meinem Körper, aus Liebe zum Leben.

Mit der Zeit waren die Schmerzen durch eine ausgetüftelte Therapie erträglich geworden. Ich bekam ein neues Medikament, das die Neurologen vor allem bei Nervenschmerzen einsetzen, und es half. Bei dem Verbandswechsel verwendeten die Ärzte zum Einweichen der mit den Blasen verklebten Mullauflagen von nun an eine Kochsalzlösung, so dass mir die Angst vor dieser Prozedur genommen war. Dank der hohen Kortisongabe wurde mein Bein allmählich etwas schlanker, mein Gesicht dagegen immer runder. Ich sah furchtbar gesund aus.

Obwohl in Krisenzeiten meine Devise lautet, Geschehenes anzunehmen und das Beste daraus zu machen, war die Wut gepaart mit Ohnmacht doch von Tag zu Tag größer geworden. Wut, dass so etwas geschehen konnte, dass ich durch einen minimalen Eingriff, wie es lapidar vor der Operation geheißen hatte, derart unschuldig aus dem Leben gerissen worden war. Ohnmacht, weil mich das

Gefühl nicht mehr losließ, dass ich zum Opfer wurde, zum Opfer der Medizin. Wegen abklärender Diagnostik völlig außer Gefecht gesetzt! ›Was hatte man mir – uns – bloß angetan?‹, war immer wieder mein Gedanke. Ich hatte einen gelähmten Fuß, ein bruchgefährdetes Schienbein, musste für längere Zeit an Gehhilfen gehen, Schmerzen leiden, starke Medikamente einnehmen, ich war getrennt von meiner Familie, eingesperrt im Krankenhaus, musste die Sehnsucht zu meinen Kindern aushalten, die Präsentation der Prospektmappe in Timmendorf, für die ich monatelang gearbeitet hatte, absagen…

Mein Mann war wieder allein auf sich gestellt – ohne mich –, musste abends, wenn er nach Hause kam, die Kinder versorgen, Hausaufgaben überprüfen, das Abendbrot auftischen, Gutenachtgeschichten vorlesen, die Kinder zu Bett bringen, ihnen durch lange Schmusestunden die fehlende Mutter ersetzen, sie trösten und ihnen Mut machen. Er selbst hatte mit diesen vielen Jobs kaum mehr Zeit für sich, weder morgens noch abends, weder samstags noch sonntags.

Den Kindern fehlte ich zu jeder Zeit, sie riefen mich mindestens zehnmal am Tag an und fragten, wann ich denn wiederkäme.

Auch Irmchen, unsere Kinderfrau, war wieder von heut auf morgen den ganzen Tag gefordert. Mit ihren siebenundsechzig Jahren ist das überhaupt nicht selbstverständlich. Ich kann ihr gar nicht genug danken. Sie hat ein großes Herz und wir lieben sie. Ohne Irmchen wären sämtliche Strukturen zusammengebrochen, es sei denn, mein Mann hätte seinen Job aufgegeben.

Immer wieder ertappte ich mich dabei, dass ich negative Gedanken hegte. Wenn ich auch nur einen Moment unachtsam war, überfielen sie mich regelrecht, und nur zu gut wusste ich, dass sie der Heilung im Wege stehen. Tom gab mir zwar immer wieder vernünftige Ratschläge, zum Beispiel, das Essen nicht zu vergessen, Bettgymnastik zu machen, zu spüren, ob vielleicht die Schmerzen nachließen, Musik über meinen Walkman zu hören, mit Freundinnen zu telefonieren … aber noch war ich nicht in der Lage, diese negativen Gefühle einzugrenzen oder sie in positive Energie zu verwandeln, dafür war das Geschehene noch zu jung. Hierfür brauchte ich viel, viel Zeit. Belastend hinzu kam das quälende Bangen vor dem pathologischen Befund. Aus Erfahrung wusste ich, dass er bei Knochenuntersuchungen Wochen auf sich würde warten lassen.

Ein gelähmter Fuß und Krebs? Oder, kein Krebs und ein gelähmter Fuß? Ich wollte einen gesunden Fuß und keinen

Krebs!!! Manchmal schlug ich verzweifelnd die Hände vors Gesicht und weinte – stundenlang.

Als ich den Chefarzt eines Morgens fragte, wieso die Operation größer als geplant verlaufen sei, erklärte er mir, dass er sich während der OP überlegt habe, den auf den MRT-Bildern sichtbaren gesamten suspekten Bereich zu entfernen. Schließlich hätte er bei den acht kleinen Rundherden auch danebenstechen können und dann wäre das Untersuchungsergebnis fraglich gewesen. Mit einem unpassenden, ja geradezu kindischen: »Hugh, ich habe gesprochen«, verabschiedete er sich. Sprachlos über die Art und Weise, mit der er mich behandelte, blieb ich im Bett zurück und starrte auf die geschlossene Tür.

Während ich schlief, wurde also »einfach mal eben so« entschieden, einen großen Eingriff zu machen, ohne dass ich vorher informiert worden war, ohne dass ich mein Veto hätte einlegen können. »Einfach mal eben so« wurde keine Drainage gelegt und das Stationsteam nicht über den größeren Eingriff informiert. Durch die Hektik, die gerade an diesem Wochenende durch Personalmangel und zu große Patientenzahl in dieser Klinik herrschte, wurden meine Schmerzen nicht ernst genommen. Das ist ja auch gut nachvollziehbar: Wenn ein einzelner Dienst habender Arzt, verantwortlich für alle Patienten auf vier Etagen, dauernd angefunkt wird, muss er Prioritäten setzen. So rutschte ich, als die »Patientin mit dem Minieingriff«, ganz nach unten auf der Skala der Dringlichkeit und wurde mit leichten Schmerzmitteln versorgt. Das Unglück war perfekt, die Ärzte waren entsetzt. Ein junger Assistenzarzt sagte mir, ihm sei aufgefallen, dass vor allem an Wochenenden gerade bei kleineren Eingriffen die größten und am meisten gefürchteten Komplikationen eintreten. Unser System krankt, es krankt gefährlich!

Der Chefarzt kam immer seltener zur Visite. Er war schrecklich kurz angebunden und gefühlskalt, auch wenn ich ihm völlig verzweifelt und weinend Fragen stellte. Er wurde mit dieser Komplikation ebenso wenig fertig wie ich. Nur der Unterschied war, dass er sein Leben weiterhin so leben konnte wie bisher, lediglich sein Ego war vielleicht ein bisschen angekratzt. Ich dagegen sollte gebrandmarkt sein, und was ich zu diesem Zeitpunkt noch nicht wusste, gezeichnet für mein Leben …

»Mama, was ist denn nun mit dem Sommerfest?«, unterbrach Lionel plötzlich sein Bestaunen des Tagesmondes. »Du wolltest doch mitkommen und das Sackhüpfen organisieren? – Ach, kann ich mir schon denken, das wird sowieso nichts, nicht wahr?«

»Lass mal, Lionel«, antwortete ihm mein Mann, »da werde ich mich schon drum kümmern.«

»Ähem, Mama, hast du etwas Leckeres hier drin?«, fragte Charlotte und zog die Schublade meines Nachtschränkchens auf. »Hmmm, Bonbons, die mit Brause, lecker! Darf ich?«

Gleichzeitig schaute Sebastian in das große Nachtschrankabteil unter der Schublade. Ich sah schon, wie ihm das Wasser im Munde zusammenlief, denn er bekam ganz große Augen. Plätzchen, Nougatschokolade, Fruchtgummis, alles Süße wurde herausgenommen und auf meinem Bett verteilt.

»Dir geht es aber reichlich gut hier«, meinte Sebastian und setzte sich vorsichtig auf die Bettkante. Auf einmal wollten alle drei zu mir ins Bett, naschen und schmusen. Es war zwar mit meinem Gipsbein und den Infusionsschläuchen nicht so einfach, aber wir kriegten es irgendwie hin, dass jeder ein Plätzchen fand.

Während wir Schokokekse aßen und wie immer versuchten, die obere Keksschicht zuerst genüsslich abzuknabbern, ohne dabei die untere mit dem Schokoladenüberzug zu zerbrechen, packte mein Mann die Sachen, die er mir mitgebracht hatte, aus: meine Fensterfarben, Folien und Vorlagen. Zum Lesen oder Schreiben war ich durch die vielen Medikamente zu müde, aber ich brauchte dringend Ablenkung. Malen, das konnte ich mir gut vorstellen. In erreichbare Nähe, auf einen Stuhl neben meinem Bett, stellte er die Kästen mit den Farben übereinander. Ich freute mich und verspürte schon große Lust anzufangen.

»Und jetzt…«, dabei griff er in die Reisetasche und nahm einen großen, herrlich duftenden Laib selbst gebackenes Brot heraus, »jetzt musst du nicht mehr vertrocknete, nach Wurst oder Käse riechende Schnitten verzehren«, sagte er mit einem verschmitzten Lächeln. »Und ein gutes Schneidemesser habe ich dir auch mitgebracht. Bin ich nicht ein Superman?«, grinste er mich an, woraufhin ich ihm einen dicken, bejahenden Kuss geben musste.

Die Mahlzeiten im Krankenhaus waren wirklich unzumutbar. Wenn ich morgens den orangefarbenen Plastikdeckel vom Teller hob und mir der Mischgeruch aus Wurst und Käse entgegenkam, war mein Appetit bereits vergangen. Jedes Mal lagen die Beilagen, wahrscheinlich schon seit Stunden miteinander verschmolzen, über dem Brot oder Brötchen, so dass alles, auch wenn dick mit Butter und Marmelade bestrichen, nach Wurst, Käse oder Schinken schmeckte. Einfach eklig!

Für ein paar Tage lässt sich das ja aushalten, liegt man aber über Wochen hier, ohnehin schon vieles entbehrend, dann sollte man sich die Freude am Essen nicht auch noch nehmen und sich etwas einfallen lassen.

Neben Gaumenfreuden, deren Wirkung, nämlich Lebensqualität, ich für immens wichtig halte, muss ich außerdem noch Acht geben, nicht an Gewicht zu verlieren. So wird die Familie während meiner Klinikaufenthalte zum regelrechten Futterlieferanten. Und da in den meisten Einrichtungen die gesunden Lebensmittel in der Regel nur selten auf dem Speiseplan stehen, versorgt sie mich, abgesehen von den kalorienreichen Delikatessen, auf die sich meine Kinder bei jedem Besuch sofort stürzen, mit frischem Brot, Obst und Gemüse. Zusätzlich nehme ich noch täglich Bienenprodukte wie Gelée royale, Propolis und Blütenpollen ein. Eigentlich hätte ich zwei Nachtschränke gebraucht.

Meine Kinder fanden unser Zusammensein im Bett urgemütlich. Ich erzählte Geschichten über Teddy Eddy und Häschen, die Lieblingskuscheltiere von Lionel und Sebastian, die mal wieder über Nacht fort gewesen waren und ziemlich viel Unfug angerichtet hatten. Davon konnten meine Kinder nicht genug hören und der Nachmittag verflog im Nu. So war der Protest auch sehr lautstark, als es dann gegen Abend wieder nach Hause gehen sollte. Der Abschied fiel uns schwer.

»Mama, du kannst doch auch bei uns zu Hause liegen und Doktor Adler (unser Kinderarzt) kümmert sich um dein Bein. Der kommt doch auch zu uns, wenn ich krank bin? Bitte, Mama«, flehte Charlotte und kuschelte sich an mich.

»Ja, Mama, du musst mitkommen«, mischte Sebastian sich mit ein.

Ich sah, dass Lionel dem Weinen nahe war.

»Ach Kinder, kommt, wir müssen los«, sagte mein Mann. »Auf der großen Wiese um den Hubschrauberlandeplatz herum können wir ja noch einmal Ausschau nach richtigen Häschen halten! Wie findet ihr das?«

Der rettende Einfall! Natürlich waren alle sofort hellauf begeistert und keine Tränen mussten mehr fließen. Blitzschnell waren die Schuhe angezogen und schon hörte ich die Rasselbande den Gang entlang zum Fahrstuhl laufen.

Ich dagegen weinte. Die Trennung von meiner Familie tut so schrecklich weh …

Die Tage darauf verbrachte ich damit, Mandalas mit Fensterfarben auf Folien zu malen. Zunächst zeichnete ich mit einem Konturenstift das Mandalagerüst. War es getrocknet, malte ich es mit einer Vielzahl von Farben und Farbgemischen aus. Die akribische Arbeit des Vormalens zwang mich zur Ruhe und Ordnung. Das Arbeiten mit den Farben schenkte mir Harmonie und Sanftmut. Ich übte meine Kunst auf dem Betttisch aus, manchmal von frühmorgens bis abends spät. Farbenfrohe Mandalas entstanden und leuchteten schließlich an meinem Fenster. Ich hätte die ganze Station damit versorgen können, doch verschenkte ich sie lieber an meine Freunde, die Familie und alle, die mich besuchen kamen.

Über das Malen vergaß ich meine Wut und verlor die Angst vor dem Befund. Gleichzeitig wurde meine Zuversicht, den Fuß irgendwann wieder bewegen zu können, von Tag zu Tag größer.

»Ich werde es schaffen!«, das wusste ich.

Die Zeit verging und nach vier Wochen mussten mein Mann und ich eine Lösung für die Sommerferien finden. Ich sollte bald entlassen werden, aber nicht nach Hause, sondern auf Krücken in eine Reha. Der geplante Campingurlaub fiel alsdann ins Wasser. Irmchen hatte bereits ihren Urlaub gebucht, meine Eltern fuhren nach Belgien, meine Schwester reiste mit ihrem Mann und den Kindern an die Ostsee: Zurück blieb unsere Brut, die auch verreisen wollte – natürlich am liebsten mit Mama und Papa. Aber, Mama lag im Krankenhaus und Papa musste plötzlich geschäftlich verreisen.

Wir überlegten hin und her.

Dann kam der Anruf aus Hamburg. Meine Schwägerin und mein Schwager wollten liebend gern die Jungs für ein paar Wochen zu sich holen.

Jeder mit einem Schild an der Reisetasche, auf dem sein Name, die Heimatadresse, die Ferienadresse, der Zielbahnhof und auch die Namen und Telefonnummern sämtlicher Bezugspersonen in der Ferne und Zuhause vermerkt waren, saßen sie zwei Tage später mit reichlich Proviant im Intercity nach Hamburg – alleine. Ich war so nervös, dass ich abwechselnd entweder auf dem Klo oder am Telefon hing.

Alles klappte wunderbar. Ich war erleichtert, besonders als ich kurz nach der Ankunft meiner Söhne von Sebastians erfolgreicher »Erstbesteigung« der schrägen Pyramidenfassade der Kunsthalle, direkt am Hamburger Hauptbahnhof, erfuhr.

Auch für meine Tochter hatte sich eine Lösung gefunden. Ich durfte sie mit in die Reha nehmen. Ein speziell für Mutter und Kind eingerichtetes Haus an der Ostsee konnte uns kurzfristig aufnehmen.

Nach sechs Wochen Krankenhausaufenthalt, der mir wie eine Ewigkeit erschien, durfte ich endlich hinaus ins Leben. Ich wusste zwar immer noch nicht, ob mein Schienbein von Metastasen befallen war, aber man hatte mir versprochen, sofort in der Reha anzurufen, sobald der Befund vorliege. Vorsorglich hatte ich meine Handynummer im Sekretariat hinterlassen.

Etwas wacklig ging ich an Gehhilfen mit meinem geschienten Bein durch den langen Flur zum Hauptausgang. Ich konnte sie riechen, schmecken, ja fühlen, die wunderbare Welt, die da draußen auf mich wartete. Licht flutete durch die großen Scheiben des Portals, mittendrin stand meine Tochter. Mit strahlenden Augen rannte sie mir entgegen, umschlang meine Hüften, ihren Kopf fest an mich drückend.

Dann suchte sie mit ihren Händchen den beschützenden Halt zu mir und griff nach einer Gehhilfe.

»Mama, wird dein Bein bald so gesund sein, dass du wieder richtig laufen kannst?«, fragte sie …

Mit Tränen in den Augen, aber unendlich glücklich stieg ich ins Taxi. Zu zweit fuhren wir in Richtung Norden.

## *Erwartung*

Irgendetwas ließ mich hochschrecken. Schweißgebadet saß ich senkrecht im Bett. Es war mitten in der Nacht, vielleicht zwei oder drei Uhr. Ich sah die Sterne am Himmel funkeln und durch die geöffnete Balkontür konnte ich das leise Rauschen des Meeres hören.

Hatte ein böser Traum mich aufgeschreckt? Ja, sicherlich, gleich werde ich zu Hause aufwachen, zu Hause in meinem Bett.

Unwillkürlich streifte meine Hand über meinen Fuß, hinauf zum Schienbein, spürte die Narbe, dann eine Schwellung und Hitze. Es tat höllisch weh. Ich hielt inne. Gedanken kamen und gingen, überschlugen sich, drehten sich im Kreis…

Mit einem Mal war ich hellwach. Ich erinnerte mich: Natürlich, die Operation, daher diese Schmerzen. Vielleicht ein Rückfall! Metastasen? Deshalb diese Panik.

Vielleicht ein Rückfall, ein Rückfall, ein Rückfall, hämmerte es in meinem Kopf. Vielleicht! Dieses Nichtwissen konnte ich kaum mehr ertragen; das Tappen im Dunkeln, dieses Beben in der Nacht.

Das war kein Traum, das hier war Wirklichkeit! Angst schnürte mir den Hals zu und ließ mein Herz wild pochen, in dieser sonst so stillen, samtenen Sommernacht. Neben mir, in einem Zustellbettchen, schlief friedlich meine Tochter, den Teddy in ihrem Arm. Meine Kinder, meine Familie … ich fühlte mich plötzlich so allein auf dieser großen Welt. Unsagbare Wehmut und Schmerz vereinigten sich in meinem Herzen.

Seit Tagen hatte ich nicht mehr richtig essen, nicht mehr richtig atmen, mich nicht frei fühlen und freuen können. Selbst das Meditieren fiel mir immer schwerer. Die Ungewissheit vernebelte mir alles Schöne und Freudvolle, sogar die strahlende Sonne, die jeden Tag lachte.

Zweimal hatte ich bereits in der Pathologie angerufen, doch vergeblich, meine Knochen seien noch im Entkalker, so hieß es.

Zu jeder Zeit erwartete ich den versprochenen Anruf aus der Klinik und trug das Handy andauernd bei mir, achtete peinlichst genau darauf, dass es aufgeladen war, und nahm es sogar mit auf die Toilette. Klingelte es, dann rollte in Sekundenschnelle eine Angstwelle durch meinen Magen. Manchmal war das Handy in einer großen Tasche, vergraben unter allen möglichen Sachen, nicht sofort greifbar... Dann kippte ich wie hysterisch den ganzen Inhalt einfach aus, ob im Sand, im Speisesaal oder im Café. So manche Leute haben mich wohl für ziemlich bekloppt gehalten, wenn sie mein Tun beobachteten.

»Noch so eine Sklavin der modernen Technik, ist ja kaum zu fassen«, hörte ich eine Frau im Supermarkt sagen, als meine Tochter gerade in die übervolle Strandtasche eintauchte, um das rufende Handy herauszuwühlen. Dabei flogen sämtliche Badesachen im hohen Bogen auf den Boden. Als wir es endlich gefunden hatten, war es verstummt. Die Frau lachte hämisch – ich hätte heulen können.

Ja, ich war eine Sklavin, die Sklavin meiner Angst.

Ich warf einen kurzen Blick auf das Handy neben mir auf dem Nachtschrank.

›*Mitten in der Nacht... das könntest du eigentlich getrost ausschalten*‹, meinte Tom.

›Ich weiß, aber mir ist wohler, wenn ich immer erreichbar bin.‹

In den vierzehn Tagen, die meine Tochter und ich bereits in dieser Rehaklinik waren, weit weg von zu Hause, im hohen Norden Deutschlands, wollte ich auf nur eine Frage eine einzige Antwort hören: »Habe ich Metastasen?«

»Nein!«

›*Gewähre der Welt Eintritt*‹, lockte Tom mich immer wieder, ich solle doch diese Kur genießen. Es war schön hier. Die Anlage mit ihren Betonbunkern erschien mir zwar auf den ersten Blick als überaus hässlich, aber war man mittendrin und hatte man so wie ich ein Zimmer im achten Stockwerk mit Aussicht über den Hafen aufs Meer hinaus, dann war sie doch auf gewisse Weise prachtvoll. Nicht nur Kurgäste verweilten in diesem Badeort, Familien aus ganz Deutschland verbrachten hier ihren Sommerurlaub. Die Animation für Kinder war einzigartig, für meine Tochter Charlotte ein wahres Paradies. Selbständig ging sie morgens durch die Gangways zum Kindertreff, und wenn ich sie gegen Mittag abholte, wollte sie am liebsten dort bleiben. Sie fand sehr schnell Freundinnen und machte mit Leib und Seele beim Kindertheater mit, das wöchentlich auf der Freilichtbühne auftrat. Mal spielte sie die Biene Maja, mal Schlumpf, dann war sie Popsängerin oder eine wunderschöne Rose. In jeder Rolle fand ich sie zauberhaft.

Während Charlotte ihren eigenen Urlaub genoss, meine Jungs eine abenteuerliche Zeit in Hamburg verbrachten und mein Mann seinen beruflichen Pflichten nachging, kümmerte ich mich um mein Bein. Ich erhielt täglich intensive Krankengymnastik, die ich regelrecht aufsog, um sie anschließend selbst weiterzuführen. Mein Ziel war, den Fuß irgendwann wieder bewegen und heben zu können. Die Ärzte meinten zwar, dass das kaum möglich sein würde und ich sehr wahrscheinlich zeitlebens eine Schiene tragen müsse, doch ich wollte mich auf keinen Fall damit abfinden und ließ mich nicht beirren. Ich wollte etwas erreichen, was medizinisch gesehen fast unmöglich war. Dieser Anreiz, der mit viel Arbeit und noch mehr Optimismus verbunden war, sollte mir in diesen Tagen helfen, die Angst vor dem pathologischen Befund wenigstens zeitweise ein wenig einzugrenzen. Trainierte ich, lebte ich und vergaß sogar mein Handy. Ich massierte den Fuß im feinen Sand am Strand, badete ihn im Meer, schnippte mit meinen Fingern entlang der geschädigten Nerven Bein aufwärts, wickelte ihn in Quarkumschläge und flüsterte mit ihm, sooft ich nur konnte. »Das kriegen wir wieder hin«, da war ich mir sicher. Charlotte half mir rührend dabei und sie fühlte sich wohl in ihrer Helferrolle; zumindest glaube ich, dass es ihr gut tat, etwas für mich tun zu können. Setzte ich mich, brachte sie mir sofort einen Stuhl für mein Bein. Manchmal suchte sie richtig lange, fragte im Café sogar an Nachbartischen: »Kann ich den haben – für meine Mama? Die hat nämlich ein Aua-Bein.«

Kauften wir im Supermarkt ein, trug sie die Tasche. Bezahlte ich, hielt sie die Gehhilfen, die ohne sie meistens mit Karacho zu Boden fielen. Natürlich nutzte sie, sooft es ging, die Gelegenheit, mit meinen Stöcken umherzuhüpfen oder zu spielen.

Wo waren jetzt eigentlich meine Gehhilfen? Klar, unter Charlottes Bettchen. An die kam ich nun nicht heran. Ich stand auf, nahm eine Schmerztablette und humpelte, die Bettdecke um mich geschlagen, vorsichtig auf den Balkon. Schlafen konnte ich jetzt nicht, ich war schmerzhaft wach. Eingemummt setzte ich mich in den Liegestuhl und ließ mich doch noch von dieser wunderbaren lauen Sommernacht im Juli einfangen. Millionen kleinster Lichter funkelten mir im grenzenlosen Nachtblau entgegen. Der Mond warf einen hellen Lichtkegel auf das Meer, den die seichten, anrollenden Wellen silbern tanzend am Ufer zerstäubten. Aus der Ferne vernahm ich das leise Klicken; des Hafens eigene Melodie, wenn der Wind die Verstrebungen und Taue der Segelschiffe gegen die Masten schlagen ließ. Klick, klick, klick, ein mir so vertrautes Geräusch aus den Sommerferien meiner Kindheit. Es erinnerte mich an Abendspaziergänge entlang der Stege in kleinen romantischen, spanischen Dörfern. Wir beobachteten das Ausfahren der Fischer und ich bestaunte den Mut der Männer, die für ihr täglich Brot mit ihren alten Booten und den riesigen Fangnetzen hinaus auf das offene Meer fuhren. Und wenn wir später in einem der vielen Restaurants unter freiem Himmel zu Abend aßen, begleitete mich diese klangvolle Hafenmusik. Häufig dachte ich, wie gut es mir ging, gemeinsam mit meiner Schwester, meiner Mama und meinem Papa an solch einem wunderschönen Ort sein zu können.

Geborgen hatte ich mich gefühlt... Geborgenheit, die mir jetzt gerade so sehr fehlte.

Wie vielen Menschen mag es in dieser Nacht genauso ergehen wie mir, dachte ich. Wie viele Frauen und Männer schrecken gerade aus ihrem Schlaf hoch und müssen in diesem Augenblick ebenso die Angst aushalten, Krebs zu haben, die Furcht vor dem Ungewissen? Wie viele waren es vorige Nacht, wie viele werden es morgen sein? Bin ich wirklich allein?

Unter dem unendlichen Himmelszelt, das sich um uns alle spannte, fühlte ich mich auf einmal mit allen Leidenden verbunden.

»Hört ihr, wir sind nicht alleine!«

»Hörst du, niemals bist du allein – wir sind da!«

Tränen liefen mir über die Wangen.

»Mama, was machst du hier? Ist schon morgen?«

Ich erschrak. Vor mir stand ein kleines schlaftrunkenes Mädchen mit völlig zerzaustem Haar, barfuß und einem Teddy im Arm.

»Charlotte, es ist mitten in der Nacht!«, rief ich, schnell meine Tränen an der Bettdecke wegwischend.

»Ich bin aber gar nicht mehr müde«, kam mir da eine ganz verschlafene Stimme entgegen. »Darf ich mit dir kuscheln?«

Die Antwort gar nicht abwartend, kletterte sie auf meinen Schoß und noch ganz warm von ihrem Bettchen, rollte sie sich gemütlich bei mir ein. Ich schnupperte ihre samtigen Wangen, schlüpfte mit einer Hand unter ihr Nachtzeug und dribbelte mit meinen Fingerkuppen über ihr Bäuchlein.

»Spinnchen … o ja, Mama, mach weiter!«

Charlotte liebt das Spiel der Spinne, die über ihren Rücken und Bauch krabbelt. Sie nennt sie Fred, gibt ihr zu essen und zu trinken und lässt sie dann – an ihrem Kopf angekommen – dort wohnen bis zum nächsten Mal. Auch meine Jungs mögen das Spiel mit Fred, der Spinne.

Nach einer Weile flüsterte sie: »Mama, immer wenn ich die Sterne sehe, möchte ich Smarties essen.«

»Sterne und Smarties?«

»Ja, Sterne leuchten golden, Smarties leuchten bunt – und schmecken tun sie auch ganz gut«, fügte sie erklärend hinzu. »Bitte, ja? Du kriegst auch welche!«

Sie krabbelte von meinem Schoß, rannte zum Nachtschrank und kam mit einer Packung Smarties wieder. Sorgfältig zählte sie und gab mir eine Hand voll.

»Mama machen wir das wieder? Wir lutschen so lange, bis sie knacken!«

Dem Sternenhimmel zugewandt, ließen wir nun ein Smarti nach dem anderen langsam im Munde zergehen, bis die Zuckerkruste knackte und wir nur noch Schokolade schmeckten.

Als der Morgen graute und kein Smarti mehr übrig war, schliefen wir, ganz eng aneinander gekuschelt, ein.

Vier Tage später, und wieder war es ein herrlicher, wolkenloser Sommertag, saß ich draußen vor einem Strandcafé und wartete auf meine Tochter, die nach dem Kindertreff auf ein Eis hierher kommen wollte. Wir waren gerne an diesem Ort, denn er bot selbst gebackenen Kuchen, phantasievolle Eisbecher und einen wundervollen Blick aufs Meer.

Gerade hatte ich einen Cappuccino bestellt, als sich das Handy meldete – »Klinik« stand auf dem Display.

Die Nachricht! Gleich weiß ich's, schoss es durch meinen Körper. Ich versuchte locker zu bleiben, zwang mich zur Ruhe, doch tief aus meinem Innern brach es über mich herein. O Gott, o Gott, bitte … !!!

Mir wurde schlecht. Ich sah das Licht immer heller und hörte die Geräusche immer leiser werden, mein Herz setzte aus, mein Atem verblieb auf dem Weg nach draußen in der Brust.

Jetzt bloß nicht vertippen und das Gespräch wegdrücken. Grüne Taste …

»Ja?«

»Frau Rexrodt von Fircks, einen Moment bitte, der Oberarzt möchte Sie sprechen, ich verbinde.«

Stille.

Meine Hand krallte sich ums Handy, presste es fest ans Ohr.

Stille.

»Frau Rexrodt von Fircks?«

»Ja!?«

Den Bruchteil einer Sekunde würde es jetzt noch dauern.

»Entschuldigen Sie, aber wünschten Sie den Cappuccino mit Sahne?«, fragte mich die Serviererin.

Ihre Stimme übertönte die am anderen Ende der Leitung. »Nein, nicht jetzt!«, schrie ich in Panik. Noch nie in meinem Leben war mir eine alltägliche Situation so absurd vorgekommen wie in diesem Augenblick. Cappuccino mit Sahne oder Leben?!

»Ich hab Sie nicht verstanden«, rief ich ins Handy.

»Also, ich habe hier den pathologischen Befund vor mir liegen. Gute Nachrichten, Frau Rexrodt von Fircks. Es war gutartig. Ich freue mich, Ihnen das sagen zu können.«

»A-alles in O-ordnung«, stammelte ich. »Ich meine, keine Metastasen, wirklich?«, meine Stimme wurde schwankend, ich schluchzte, dann versagte sie. Tränen stürzten die Wangen hinunter.

Die Fesseln waren gesprengt, im Bruchteil eines Augenblicks – durch nur diese wenigen Worte. Erlösung nach Wochen des Bangens; Leben, Freiheit, meine Kinder, meine Familie, Liebe… Je größer die Liebe, desto größer die Qual, der Schmerz, die Wunden – die Erleichterung, die Freude, das Glück. Vielleicht darf ich ja doch noch lange leben, vielleicht sogar ein langes, ganz volles Leben; darf ich erleben, wie unsere Kinder groß werden, sie begleiten auf diesem Weg, darf ich Pläne schmieden, etwas bewirken auf dieser Welt… Vielleicht werde ich ja mit meiner Schwester in ferner Zukunft, hochbetagt, auf einer Parkbank den Urenkeln zuschauend, über alte Zeiten plaudern …?

»Kann ich Ihnen helfen?«, fragte mich ein älterer Herr, der plötzlich über mich gebeugt an meinem Tisch stand.

»Danke, ich bin … bin nur glücklich«, strahlte ich durch die Tränen.

Vor Glück und Freude übersprudelnd, wollte ich sofort zu meiner Tochter, sie in die Arme schließen, am liebsten hätte ich die ganze Familie um mich gehabt, mit ihr geweint und gefeiert.

Ich stand auf und lief durch die Gangway Richtung Kindertreff.

Und da sah ich sie in weiter Ferne, am Ende des Ganges. Charlotte musste mein Strahlen gespürt haben, denn sie lief los.

»Mama! Mama!«, rief sie.

In Zeitlupe sah ich sie näher kommen, ihre Zöpfe im Gegenwind nach hinten schwingend, ihre Arme jauchzend nach oben gestreckt – immer näher kommend –, mit hüpfend leichten Schritten. »Mama, Mama!«

Die Gehhilfen fallen lassend, fing ich sie in

meinen weit ausgebreiteten Armen auf. Wir gerieten ins Schwanken und plumpsten zu Boden.

»Mama, ich habe dich lieb.«

»Ich dich auch.«

»Bist du jetzt gesund?«, fragte sie.

»Ja, Liebes, mir geht es gut.«

»Gehen wir jetzt Eis essen?«

»Natürlich.«

»Jetzt sofort?«

»Ja, jetzt sofort!«

»Juhuuuu! Ich reserviere schon mal einen Tisch, tschüssi«, sich im Kreis drehend und immer wieder rückwärts laufend, winkte sie mir zu, bis ich sie nicht mehr sehen konnte. So schnell war ich nicht mit meinen Gehhilfen.

Kurze Zeit später saßen wir zusammen in dem Café. Charlotte mit einem Kinderüberraschungs-Eisbecher, ich mit einem Kännchen Kaffee und einem großen Stück Trüffeltorte. Doch bevor ich auch nur ein Häppchen von dieser herrlichen Torte nahm, musste ich noch unbedingt meinem Mann und meiner Familie diese Lebensbotschaft mitteilen. Wieder flossen Tränen der Erleichterung und Freude. Meinen Freunden schickte ich ein Rundschreiben per SMS.

Und dann, endlich, konnte ich mich fallen lassen: hinein in den Sommer am Meer mit meiner Tochter! Angst, Traurigkeit, Wut und Groll verabschiedeten sich. Ich spürte, wie meine Schultern sich entspannten, wie mein Atem fließend, meine Bauchdecke weicher wurden. Alles in mir öffnete sich, wurde weit, friedlich, dem Leben zugewandt. Farben leuchteten kräftiger, Laute klangen klarer, Düfte rochen intensiver. Ich nahm einen Schluck von dem köstlich duftenden, heißen Kaffee und probierte von der himmlischen, kühlen Trüffeltorte. Es war einfach wie im Paradies. Ich schaute meiner Tochter beim Eisschlecken zu, wie sie genüsslich die einzelnen Sorten kostete, an der großen, in Sahne getunkten Waffel knabberte, das Überraschungsei auspellte, es knackte und anschließend die Schokolade in Stückchen über ihrem Eis zerbröselte, ihre Finger ableckte und – dabei strahlte. Ein Strahlen, das von innen herauskam, sie war ganz und gar im Jetzt, verschmolzen mit dem, was sie tat, was geschah, was war.

Eigentlich hätte ich die ganze Zeit, seitdem ich hier in der Reha bin, so glücklich sein können wie jetzt, dachte ich. Wie viele Momente habe ich vergeudet, nicht richtig gelebt, blind, taub, in Watte eingepackt, weil die Angst nicht weichen wollte. Für nichts und wieder nichts bin ich gedanklich alle Szenarien durchgegangen, von weiteren Operationen, über Chemotherapien bis hin zum Abschiednehmen. Wie viel Unruhe habe ich dadurch in meinen Körper und meine Seele gebracht, anstatt mich in Gelassenheit zu üben, da ich Geschehenes nun mal nicht ungeschehen machen kann.

*›Jetzt mach dir bloß keine Vorwürfe! Sieh es positiv und nutze diese Erfahrung für die Zukunft.‹*

›Ja, Tom, das möchte ich auch. Obwohl ich glaube, dass es mir weiterhin schwer fallen wird, während der Zeit des Wartens auf einen womöglich lebensbedrohlichen Befund all meine Sinne für das Leben offen zu halten. Bin ich nur einen Moment unachtsam, nicht geistesgegenwärtig, schlägt die Angst zu und raubt mir die Lebensfreude.‹

*›Und das Traurige und fast Tragische daran ist, dass du dann wirklich ein Stück Leben verpasst, obwohl dein Leid noch nicht einmal wirklich ist, weil es nämlich lediglich durch deine Gedanken erzeugt wird, die dramatisieren, schwarzsehen und unrealistisch sind. Da ziehst du viel zu voreilig die schlimmstmöglichen Schlüsse und denkst durch vorauseilende Ängste mit Schrecken an das Morgen.‹*

›Ich weiß und diese selbstzerstörerischen Gedanken beeinflussen meine Stimmung und Gesundheit.‹ Wie oft konnte ich kaum noch essen, atmete flach, verspannte mich, schlief schlecht, hatte Magenschmerzen und dann auch Durchfall …

*›Ja, unsere Gedanken sind mächtig!‹*

›Ich wünsche, dass es mir in Zukunft gelingen möge, während der Wartezeit auf Befunde diese spontanen, verzerrenden, irrationalen Gedanken sofort zu erkennen und sie dann umzuformen, zu lenken, das heißt, in positive zu verwandeln. Ich weiß, dass es funktionieren kann.‹

Damals, vor fast vier Jahren habe ich diese Technik (Psychologen nennen sie Kognitive Umstrukturierung) in Kombination mit positiven Vorstellungsbildern, Meditation und Atemübungen wunderbar beherrscht.

*›Ich werde dir dabei helfen, das verspreche ich dir‹*, versicherte mir Tom.

›Jetzt werde ich erst einmal leben – und wie!‹

Den Nachmittag verbrachten Charlotte und ich am Strand. Während sie mit anderen Mädchen im Wasser planschte, Burgen baute, Muscheln suchte, kugelrunde Frikadellen backte, die ich immer wieder probieren musste, mal mit Ketchup, Senf oder Mayonnaise, machte ich es mir in einem Strandkorb gemütlich. Direkt in der ersten Reihe und zum Wasser gedreht, schaute ich meiner Tochter vor einem tiefen, klaren, blauen Hintergrund beim Spielen zu.

Ab und zu füllte sie ihr rotes Eimerchen mit

Wasser und Sand, stellte es energisch neben meinem auf dem Strandkorbbänkchen hochgelagerten Fuß in den Sand und begann zu wirken.

»Mama, jetzt ist es wieder Zeit für eine Schlammauflage«, bestimmte sie und strich eifrig den mit Meerwasser vermischten kühlen Sand auf mein Schienbein.

»Damit dein Bein schnell heile wird und du wieder richtig mit mir spielen kannst«, sagte sie verschwörerisch und beendete die Aktion mit einem Küsschen.

Seit einigen Tagen spürte ich ein starkes Kribbeln in meinen Zehen, das sich über meinen Fußspann hinauf bis hin zum Gelenk zog. Das sei ein gutes Zeichen, meinte der Orthopäde und ermutigte mich, weiterhin mit Vorstellungsbildern und Reizen zu trainieren.

Und wirklich, am Abend gelang es mir zum ersten Mal, meine Zehen ganz leicht zu bewegen. Wir jubelten und meine Tochter machte einen Freudentanz.

Wenn ich mich ganz stark anstrengte, zitterten meine Zehen.

»Bestimmt werde ich den ganzen Fuß wieder bewegen, ohne Schiene laufen, vielleicht sogar hüpfen, tanzen, wieder Sport treiben können«, sang ich leise vor mich hin. »Ich werde gesund, ach, ich bin es ja bereits. Und

– ich darf wieder planen, das Gleich, das Später, das Morgen… zunächst einmal darf ich das wieder: Am Frühstückstisch mit meiner Familie zusammen den Tag gestalten, einkaufen gehen, überlegen, was ich morgen kochen werde, für die Klassenarbeiten mit den Kindern üben, Blumen für den Garten aussuchen, Geburtstage und Urlaube organisieren …« Welch eine Freiheit! Was für ein Luxus! Vor Freude überschlugen sich meine Gedanken, schlugen Purzelbäume, waren einfach nicht mehr zu halten.

Charlotte und ich picknickten am Strand, umspielt von einem Kaleidoskop schönster Farben, gemischt mit dem rötlichen Licht der untergehenden Sonne.

Ich ließ mich unendlich verwöhnen – vom Leben.

# *Enttäuschung*

Am Frühstückstisch, eine Woche vor unserer Abreise, war es schon fast beschlossene Sache. Die Jungen sollten zu uns in die Reha kommen. Zappelig schmierte sich Charlotte ihr Brötchen.

Ganz früh morgens war sie in mein Bett gekrochen und hatte mir ihre Wünsche ins Ohr geflüstert.

»Mama, ich hab von ihnen geträumt.«

»Wer … was?«

»Na von den Jungs. Und, die sollen kommen, Mama – bitte.«

»Wir fahren bald nach Haus«, entgegnete ich mit einem langen Gähnen, reckte und streckte mich.

»Wieso, du hast gesagt, noch siebenmal schlafen.«

»Ach ja? – Charly, ich bin noch zu müde für solche Diskussionen.«

»Nicht mehr müde sein.« Charlotte zog die Vorhänge auf und strahlendes Licht flutete in unser Appartement. »Ich glaube, es ist schon Mittag, Mama! Also, aufstehen!«, rief sie.

Der Wecker zeigte 6.30 Uhr.

»Bitte, Mama, die Jungen sind doch in Hamburg, die können ganz schnell hier sein. Ich möchte mit Basti und Lio am Strand spielen, mit Basti ins Wellenbad und mit Lio in die Theatergruppe. Mama, bitte.«

»Und wo sollen wir wohnen? Zu viert in diesem kleinen Zimmer?«

»Wieso, ich komm zu dir ins Bett, den Jungens gebe ich meins – ganz einfach!«, rief sie und motiviert durch meine Überlegung, wo wir denn dann hausen würden, fragte sie weiter und bohrte.

Genau eine Stunde später, es war immer noch viel zu früh, hielt sie den Hörer in der Hand und telefonierte »mit Hamburg«. Und – sie hatte es geschafft, in zwei Tagen würden die Jungen von meiner Schwägerin hierher gebracht; vorausgesetzt, dass die Rehaklinik ihr Einverständnis geben und uns ein größeres Appartement zur Verfügung stellen würde.

Vergnügt biss sie in ihr Nutellabrötchen.

»Mama, du musst jetzt aber schnell zur Rezeption und fragen, ob die Jungens auch wirklich kommen können. Mach, iss mal ein bisschen schneller. – Ach, weißt du, ich gehe schon vor und stelle mich an, damit wir nicht so lange warten müssen.«

Strahlend sprang sie vom Stuhl wischte mit ihrem Ärmel, der eben noch roséfarben war, mal kurz über den von einem Ohr zum anderen reichenden Nutellamund, und eh ich noch protestieren konnte, war sie verschwunden.

Die Klinik kam uns entgegen und gab ihr o.k. Glücklich schlang sich mir Charlotte um den Hals, ihre Beine um meine Hüften geschlagen, und jubelte. Auch ich freute mich riesig auf die Jungen und schon am nächsten Morgen würden wir in ein Zweizimmerappartement umziehen können.

Nach meinen Anwendungen half Charlotte mir emsig bei den Umzugsvorbereitungen; Koffer packen mit an Gehhilfen geklammerten Händen, so erkannte sie rasch, war äußerst schwierig, obwohl ich trotz Handicap mittlerweile ziemlich patent geworden war: Mit einem großen Rucksack auf dem Rücken konnte ich Sachen problemlos von einem Ort zum anderen transportieren, auch das Gebiss war als Halter für Socken, Unterhosen oder ähnlich leichte Sachen bestens geeignet. Handtücher, Pullover und Jeans ließen sich einfach zwischen Kinn und Brustbein oder unter die Arme klemmen. Das muss wohl sehr ulkig ausgesehen haben, denn Charlotte prustete vor Lachen.

Als wir am Nachmittag fertig waren, gingen wir runter zum Strand. Eine leichte Brise wehte vom Wasser her. Ich empfand sie nach unserem schweißtreibenden Einpacken herrlich erfrischend. In der sanften Brandung kühlte ich meinen Fuß. Er schmerzte ein bisschen mehr als sonst und um den Knöchel herum zeigte sich eine deutliche Schwellung. Ich machte mir darüber aber keine Gedanken und schob diese leichte Verschlechterung auf die Anstrengung des Tages.

Charlotte freute sich so sehr auf ihre Brüder, dass sie keinen Moment von meiner Seite wich und mir ohne Unterlass erzählte, was sie alles mit ihnen unternehmen würde. Beim Abendbrot wusste der halbe Speisesaal über den Ablauf der nächsten Tage ziemlich genau Bescheid. Wir mussten die Essenstafel jedoch frühzeitig verlassen, da mein Fuß immer mehr anschwoll und zuletzt den Klettverschluss der Sandalette sprengte. Mit einem Quarkwickel um den Fuß fiel ich zu ungewohnt früher Stunde erschöpft in den Schlaf.

Was ist los mit mir? Was geht da wieder in dem Bein vor? Heftigste Schmerzen rüttelten mich mitten in der Nacht wach. Das Wadenbein pochte bis zum Knie und ich fühlte mich hundselend. Mal fror ich so erbärmlich, dass ich am ganzen Körper zitterte und mich unter die Bettdecke verkroch, mal war ich dermaßen in Schweiß gebadet, dass ich mein Nachtzeug wechseln musste. Ich war drauf und dran, den Notknopf zu drücken. ›Bloß jetzt nicht, die Jungen wollten doch kommen, nur nicht krank werden‹, dachte ich. Mir schwante Übles.

Die Nacht wollte und wollte nicht vorübergehen; erleichtert nahm ich kurz nach fünf die zaghafte Dämmerung des neuen Tages wahr. Ich stand auf und schluckte eine starke Schmerztablette, die ich als Notreserve in meiner Handtasche hatte, dann setzte ich mich eingemummt in einen dicken Vliespullover und eine Decke auf den Balkon und schaute zu, wie sich die Sonne majestätisch aus dem Meer erhob. So saß ich am liebsten, wenn ich nicht schlafen konnte: leise und friedvoll. An diesem Ort fühlte ich mich eins mit der Natur, eins mit dem Leben. Als das Schmerzmittel zu wirken begann, wurde ich müde und schlief ein, bis mich Charlotte weckte.

»Mama, hast du wieder draußen geschlafen?«, fragte sie mich, mir sanft ein Küsschen auf die Wange gebend.

Es war schon acht Uhr.

Charlotte erzählte ich erst einmal nichts von meinen Schmerzen. Ich schickte sie in das Kinderparadies und suchte noch vor dem Frühstück den Arzt auf.

»Sofort zum MRT«, sagte er, nachdem er mich untersucht hatte, und ehe ich mich versah, war ich schon mit einem Taxi unterwegs zu einer radiologischen Praxis in Kiel. Charlotte würde so lange betreut, bis ich sie wieder abholte, hatte man mir versichert. Nervös saß ich in dem Wagen und wusste nicht, wie ich mein Bein halten und wo ich es verstauen sollte. Irgendwann kam ich auf die Idee, mich auf die Rücksitze zu verfrachten und es längs auszustrecken. Am Morgen war es so sehr angeschwollen gewesen, dass ich eine Schlaghose anziehen musste. Die Sandalette passte auch nicht mehr, so trug mein Fuß nur eine Socke. Obwohl ich den dicken Vliespullover anhatte, war mir furchtbar kalt. Am liebsten hätte ich den Fahrer gebeten, die Heizung anzustellen, aber mitten im Sommer konnte ich ihm das dann doch nicht antun. Er saß nämlich im T-Shirt und mit Schweißperlen auf der Stirn am Steuer.

Als ich am ganzen Körper zitternd die radiologische Praxis betrat, schickte man mich gar nicht mehr ins Wartezimmer, sondern sofort in die Röhre.

»Mein Gott, Sie haben da aber eine dicke Entzündung in Ihrem Schienbeinknochen«, sagte der Radiologe, nachdem er, die ersten Sequenzen bereits begutachtend, mir das Kontrastmittel gespritzt hatte. – »Wieso sind Sie eigentlich operiert worden?«

»Wegen Verdacht auf Metastasen«, antwortete ich. Vor Kälte klapperte ich mit den Zähnen.

»Ah ja, eine PE ... und der pathologische Befund, was sagt der?«

»Nichts, nur eine Fibrose.«

»Dafür haben Sie jetzt eine dicke Entzündung. Mädchen, wo haben Sie das denn machen lassen?«

»In der ... klinik.«

»In solch einer großen Klinik? Und da hat man vorher kein PET gemacht? Ein PET hätte Ihnen die Operation, vor allem aber die dadurch entstandenen Komplikationen ersparen können. Sie wissen, dass man mit dieser Untersuchung sehr gut Metastasen von Fibrosen unterscheiden kann?«

»Ich weiß, aber die Ärzte hielten eine weitere radiologische Diagnostik nicht mehr für erforderlich.«

»Mein Gott, ich kann das gar nicht glauben, so eine Katastrophe ... unglaublich, einfach unglaublich. – Noch eine Sequenz machen wir jetzt, dann warten Sie bitte draußen auf die Bilder, Sie werden aufgerufen«, sagte er abschließend, bevor ich wieder in die Röhre gefahren wurde.

Mittlerweile wieder schweißgebadet, saß ich schlotternd im Wartezimmer. Mein sehnlichster Wunsch war ein Bett, ich wollte mich nur hinlegen und meine Ruhe haben. Mich interessierte eigentlich nichts mehr, weder was mit meinem Bein los war, noch was mit mir oder meinen Jungen, die ja am morgigen Tage anreisen wollten, geschehen sollte. Ich hatte Fieber.

»Frau Rexrodt von Fircks, bitte in Zimmer fünf«, ertönte eine Stimme über einen unsichtbaren Lautsprecher.

Mehrere Ärzte schauten sich, einige kopfschüttelnd, die Aufnahmen am Bildwandler an.

»Sehen Sie sich das mal an«, sagte ein Arzt zu mir und winkte mich zu ihm. »Da ... dort ... und ... hier.« Er zeigte mit einem Stift auf die Stellen und markierte sie. Die Markhöhle des Knochens ist entzündet, das Periost (Knochenhaut) ebenfalls, schauen Sie hier – und das Weichteilgewebe des gesamten Wadenbeins.«

»Und jetzt?«, sagte ich nur.

»Sie müssen schleunigst in ein Krankenhaus. Dieser Befund gehört operiert. Sie brauchen zunächst eine i.V. (in die Vene) -Antibiose (Gabe von Antibiotika), dann muss das wohl aufgemacht werden, Antibiotikaketten gelegt oder Schaum ... und ... Sie müssen in erfahrene Hände.«

»Das sieht überhaupt nicht gut aus«, bestätigte ein Kollege.

»Geht nicht«, protestierte ich leise. »Meine Söhne kommen morgen zu mir und meine Tochter ist auch hier.« Ich konnte nicht mehr stehen und geriet ins Schwanken. Ein Arzt half mir auf einen Stuhl.

»Sie sehen ja wohl selber ein, dass Sie so schnell wie möglich in ein Krankenhaus gehören.«

Ein anderer Doktor griff zum Hörer und sprach mit dem Arzt der Rehaklinik. Ich sollte sofort ein Antibiotikum bekommen und dann verlegt werden. Mein Gesundheitszustand sei bedenklich, hörte ich, und wegen meines seit der Chemotherapie geschwächten Immunsystems sogar lebensbedrohlich.

In der Rehaklinik warteten die Ärzte bereits auf mich. Gründlich wurde ich noch mal von den Orthopäden untersucht; etliche Röhrchen Blut zapften sie ab, gaben mir hochdosiert Antibiotikum, Schmerzmittel sowie ein fiebersenkendes Medikament und verordneten mir strengste Bettruhe, Hochlagern des Fußes und Eisumschläge. Mit dem Rollstuhl wurde ich in mein Zimmer gebracht. Um meine Tochter kümmerten sich eine Schwester und vor allem viele nette Kurpatienten, die Charlotte inzwischen kennen gelernt hatten.

Irgendwie geschah alles unglaublich schnell und mir ging es viel zu schlecht, als dass ich hätte Fragen stellen oder irgendwelche organisatorischen Gedanken hegen können; selbst für Angst, Traurigkeit oder Verzweiflung war in diesem Moment kein Platz. Ich brauchte alle Kraft und Energie für meinen Körper, der in größter Not war. Das, was gerade passierte, war neu für mich. Ich war richtig marode, ließ geschehen, fügte mich, hoffend, dass es bald vorüber sein möge. Keine innere Hektik, keine Hysterie wie sonst so häufig; still lag ich in meinem Bett und versuchte den Schmerz und das schlimme Krankheitsgefühl mit meinen Gedanken einzudämmen. Dabei half mir die Autosuggestion. Nur den einen Satz wiederholte ich immer wieder: »Es geht weg, es geht weg, es geht weg, es geht weg …«, bis ich spürte, dass es mir tatsächlich etwas besser ging. Später dann, als ich die nächste Dosis Antibiotika bekam, konzentrierte ich mich auf meinen Fuß, stellte mir vor, dass die weißen Blutkörperchen – die Polizisten – das Antibiotikum Huckepack nehmen und dann gut gerüstet zum Entzündungsherd rasen würden, um vor Ort das »Feuer zu löschen«.

Kurz nachdem ich in der Nacht einen dritten Schuss Antibiotika bekommen hatte, fühlte ich mich auf einmal besser. Der Herzschlag wurde langsamer, ich fror, zitterte und schwitzte auch nicht mehr, die Schmerzen ließen nach.

Charlotte schlief ruhig in ihrem Bettchen neben mir. Alle hatten sich rührend um sie gekümmert, so dass sie überhaupt nicht verängstigt oder traurig am Abend zum Schlafen in unser Appartement gebracht worden war.

Von Minute zu Minute ging es mir besser und ich begriff allmählich, was sich Schlimmes in meinem Unterschenkelknochen abspielte und welche Konsequenzen das Ganze haben würde.

Osteomyelitis (Knochenmarksentzündung) hatten die Ärzte vorhin meine Erkrankung genannt. Nicht heilbar sei sie, ähnlich wie Krebs, heimtückisch, gemein wie Metastasen, könnte sie nach Jahren wieder ausbrechen.

Jetzt erst wurde mir klar, fing ich an zu verstehen.

»Ich habe also eine Osteomyelitis«, sagte ich mir. Noch eine Krankheit, noch eine weitere lebensbedrohliche Krankheit. Eine chronische Krankheit, von der ich noch nicht viel wusste, außer, dass Kriegsverletzte häufig darunter leiden und dass viele deswegen amputiert werden müssen.

Ich fing an zu weinen, Schock, Wut, Angst, Verzweiflung mischten sich in meine Tränen. Jetzt muss ich mit einer weiteren Erkrankung, die laut Medizinern nicht heilbar ist, leben. Was wird das für ein Leben sein, mit erneuten Krankenhausaufenthalten, Operationen, vielleicht lange Zeit im Rollstuhl…? Woher werde ich die Energie nehmen, das alles zu überstehen, ja, zu meistern? Ich muss mich doch schon täglich um den Krebs kümmern!

Wie ein gemeines, abgekartetes Spiel kam mir die ganze Sache vor und ich spürte grenzenlose Wut: Wut auf das Schicksal, Hass auf den Arzt, der mich operiert hatte, der gemeint hatte, dass das nur ein Klacks werden würde und ich drei Tage später verreisen könne. Mein Weinen wurde lauter, ich schluchzte, schließlich heulte ich. Es war ein verzweifeltes Weinen, fast ohne Tränen, Laute, die in der Fassungslosigkeit immer wieder erstickten.

›*He, hör doch auf damit*‹, hörte ich plötzlich Tom rufen. ›*Gerade geht es dir ein bisschen besser und schon schadest du dir selbst. Jetzt warte doch erst einmal ab. Vielleicht wird ja alles gar nicht so schlimm. Du dramatisierst wieder. Außerdem, was geschehen ist, ist geschehen. Wenn du Wut hast, so versuche sie so bald wie möglich loszuwerden, schrei sie heraus, schlag auf ein Kissen ein, jetzt aber solltest du mit deinen Kräften haushalten, denn es ist mitten in der Nacht und seit knapp einer Stunde geht dein Fieber runter. Spüre in dich hinein und freue dich, dass es dir wieder besser geht.*

*Dein Körper ist gerade dabei, zu reparieren, die Medikamente helfen. Konzentriere dich auf das Naheliegende, es ist das Jetzt, das zählt, kümmere dich um dein Bein, deinen Körper, schicke ihnen heilende Energien zu und dann versuche zu schlafen!‹*

›In allen Punkten hast du Recht. Aber was mache ich mit den Gefühlen, die einfach da sind? Ich kann sie doch nicht leugnen?‹

*›Versuche sie durch Vernunft, durch deine Gedanken erneut zu beeinflussen, denn durch Gedanken hast du diese Gefühle eben selbst erzeugt, oder?‹*

Das ist wohl wahr... ich sollte mich wirklich freuen, dass es mir gerade ein bisschen besser geht. Auch wenn die Ärzte eben sagten, ich müsse operiert werden und mein Leben lang mit dieser Krankheit leben, kann es ja doch ganz anders kommen, vielleicht irren sie sich sogar! Wenn ich bedenke, dass die dritte Gabe von Antibiotika mir bereits hilft, warum soll es mir morgen nicht schon wieder gut gehen? Diese Gedanken taten mir gut, die negativen Gefühle verblassten und machten den Weg frei für eine wohltuende Müdigkeit. Ich dankte meinem Körper für seine harte Arbeit an diesem Tag und schlief dann ein. Am nächsten Morgen war ich traurig, als ich meinen Jungen am Telefon sagen musste, dass ich sofort abreisen und in ein Krankenhaus müsse, aber ich war auch voller Hoffnung, dass das nur für wenige Tage sein würde.

Dem Himmel sei Dank, dass wir nicht in die Zukunft blicken können…

Noch am selben Tag fuhren meine Tochter und ich mit einem Taxi gen Heimat. Meine Jungen kamen wieder mit dem Zug allein aus den Ferien zurück. Die Kinder trafen sich bei meinen Eltern und ich mich mit meinem Mann im Krankenhaus.

Manchmal werde ich gefragt, wie ich es immer schaffe, fast wider alle Natürlichkeit, besonnen zu reagieren und zu handeln. Viele Außenstehende, die nur von den äußerlichen Höhen und Tiefen meines Lebens erfahren, interpretieren diese als katastrophales Leid. Ab und zu höre ich Kommentare wie: »Deine Geschichte ist ja nicht mehr normal!«, oder: »Dir bleibt auch nichts erspart«, und auch: »Du schreist wohl immer ›Hier‹, wenn der liebe Gott Krankheiten austeilt.«

Ich entgegne dem, dass ich schon längst hätte tot sein können. Vor vier Jahren war ich so krank, dass ich in kürzester Zeit viel, sehr viel über das Leben gelernt hatte. Dass Dramatisieren und Hadern mit meinem Schicksal von keinem Nutzen sind, habe ich ziemlich schnell verstanden. Im Gegenteil, sie würden mir die Lebensfreude und die Chance, wieder gesund zu werden, sogar verwehren. Demut und Dankbarkeit hingegen helfen weiter, wenn es mir schlecht geht, wenn das Schicksal mal wieder zugeschlagen hat. Hätte ich die Entzündung rückgängig machen können? Nein! Hätte ich durch Wut oder Verzweiflung meinen Zustand verbessern können? Nein! Aber Dankbarkeit hatte mich getröstet, so dass ich mich freuen konnte, als es mir in dieser Nacht besser ging. Demut hatte mir den Weg gewiesen, so dass ich im Augenblick lebte und nicht die Zukunft dramatisierend vorwegnahm. Der Augenblick wiederum zeigte mir, dass ich mich auf dem Weg der Besserung befand. Durch negative Gefühle kann ich nichts, aber auch rein gar nichts Gutes für mich bewirken.

Ich hatte mich auch in dieser Nacht für das Leben entschieden.

# *Mit-Leid*

»Jo, machst du mir einen Tee?«, rief ich zu meinem Mann von meinem Platz an der Sonne.

»Gleich!«

Ich saß in unserem Garten und schrieb auf meinem »Schlepptop« (so nennt Jo meinen tragbaren Computer, den ich überall mit mir herumschleppe) die letzten Sätze meines ersten Buches. Der Herbst kündigte sich bereits an. Ich war umgeben von wundervollen Gelb-, Gold- und Rottönen. – Hatte Jo mir eben geantwortet?

»Jo, bitte, machst du mir einen Tee?«, rief ich noch mal.

»Herrgott sakra, das fragst du mich gerade das zweite Mal. Ich hab zu tun«, hörte ich ihn aus der Küche brüllen.

»Ich bin aber am Verdursten!«

»Dann verdurste!«

›Welche Laus ist dem denn über die Leber

gelaufen?‹ Ich bugsierte den Rollstuhl zur Terrassentür, den Tee wollte ich mir jetzt selbst machen, vergaß jedoch, dass der Rollstuhl nicht so einfach durch die Türe passte, und blieb im Rahmen stecken.

»Mist!«, fluchte ich, »Mist, Mist, Mist. Wo sind die verdammten Gehhilfen?« Außer Reichweite, liegen sicherlich irgendwo im Haus herum, Lieblingsspielzeug meiner Kinder.

»Jo, hilf mir doch wenigstens mal!«, rief ich wütend

»Du wartest da so lange, bis ich Zeit habe«, brüllte Jo erneut.

»Wieso bist du so garstig? Was habe ich dir getan?«

»Du gehst mir auf den Wecker!«

»Wieso auf den Wecker?«, schrie ich zurück.

»Darum! Jo, dies ... Jo, jenes ...! Mach mir mal ein Brötchen, aber bitte mit wenig Butter, auf dem flachen Teller, nicht auf dem Brettchen, hol mir mal die Tempotücher, pack das mal weg, putz hier mal, putz da mal, kämm der Charlie die Haare, bring mal die Gehhilfen ... morgens, bevor ich zur Arbeit gehe, abends, wenn ich wiederkomme, am Wochenende, rund um die Uhr werde ich ohne Ende rumkommandiert.«

»Mann, hast du 'n Stich, bist du verdreht!«,

keifte ich immer zorniger werdend! »Du hast keine Schmerzen, du sitzt nicht im Rollstuhl, dir wurde nichts abgeschnitten, dein Leben ist nicht von Krankheit bedroht! Verdammt noch mal, du bist gesund. Du kannst dir gar nicht vorstellen, wie es ist, wenn man auf Hilfe anderer angewiesen und sogar von deren Laune abhängig ist: Soll ich jetzt vielleicht zwischen Tür und Angel um meinen Tee betteln? … Das ist unerträglich!«

Jo kam zur Tür, seine Nasenflügel bebten vor Zorn: »Unerträglich … ist das richtige Wort. Schmerzen habe auch ich schon seit langem, und wer von wem in diesem Teufelskreis abhängig ist, kann ich schon gar nicht mehr überblicken. Oder glaubst du, dass ich mich eines Lebens unbeschwerter Freiheit erfreue?«

»Aber ich kann doch nichts dafür, dass ich in diesem Scheißrollstuhl sitzen muss, oder?«

»Nein, natürlich nicht, auch nichts dafür, dass du seit Jahren krank bist, aber das kriege ich jeden Tag unter die Nase gerieben und bekomme dabei auch noch ein schlechtes Gewissen, weil es mir so verdammt gut geht! Weißt du was, du kannst mich mal! Ich hab auch nur ein Leben!«

»Du bist gemein!«, schrie ich mit Tränen in den Augen.

»Blödsinn, das Leben ist gemein. Ich hab keine Lust mehr, Arbeitnehmer, Alleinerzieher, Kindermädchen, Mamsell und Diener zu sein. Ich hab Lust, mir die Kugel zu geben«, schrie er rot anlaufend, dann machte er kehrt, holte sich eine Flasche Bier aus der Speisekammer und verschwand mit zornesschweren Schritten im Haus.

*›Jetzt denk bloß nicht, dass er dich nicht mehr liebt. Weißt du, wie sich Helfer häufig fühlen? Vielleicht müssen sie noch viel mehr aushalten als die Kranken. Sie stehen irgendwie immer daneben. Überleg dir das mal‹*, meldete sich Tom.

»Mich hätte es nicht verwundert, wenn du mit dem Befund ›bei Menschen bisher unbekannte Art von Myxomatose (Viruskrankheit bei Hasen und Kaninchen mit tödlichem Ausgang), Behandlungsmöglichkeiten ungewiss zurückgekehrt wärst«, hatte Jo mit betontem Sarkasmus gesagt, als ich endlich, nach zwei weiteren Monaten Klinikaufenthalt entlassen worden war. Insgesamt war ich, die Rehabilitationszeit in Norddeutschland mit Charlotte eingerechnet, vier Monate nicht zu Hause gewesen, von Juni bis Ende September, einen ganzen Sommer lang.

Da leben wir seit Jahren mit dem Krebs und meistern das auch ganz gut und dann stellt sich so eine Knochenmarksentzündung als Folge einer eigentlich harmlosen Probeentnahme ein, eine Erkrankung, die heutzutage eher selten und auch sehr schwierig zu behandeln ist. Über zwei Monate hinweg war es ein einziges Hin und Her gewesen, mehrere Ärzte in verschiedenen Krankenhäusern behandelten mein Bein, alle mit unterschiedlichen Meinungen. Die einen waren der Ansicht, man müsse operieren, die anderen rieten wegen niedriger Entzündungswerte davon ab, manche bezweifelten sogar, dass ich überhaupt eine Entzündung in dem Knochen hätte. Jo und ich waren sprachlos über diese Widersprüche unter medizinischen Experten gleicher Fachausbildung. Ich entschied mich für die konservative Behandlung, also gegen einen operativen Eingriff und für die Behandlung mit Antibiotika, Beinschiene und Rollstuhl: »Ende ungewiss«, sagten uns die Ärzte. Jo ließ mich entscheiden. Er sagte zwar, dass er, für seine Person, sich hätte operieren lassen, dass er aber meine Entscheidung akzeptiere und mich in dieser tatkräftig unterstützen wolle. Ich hatte mir jedoch keine Vorstellung davon gemacht, wie beschwerlich ein Leben im Rollstuhl sein würde, Jo wohl auch nicht. Jetzt hatte er nicht nur drei Kinder, sondern auch noch mich zu versorgen. Und da waren ihm letztendlich, trotz aller guten Vorsätze, die Nerven durchgegangen.

›Endlich‹, dachte ich. ›Vielleicht die Chance für eine Veränderung. Noch immer im Türrahmen steckend, entschied ich, später mit Jo über alles zu sprechen; vielleicht hat ja die Laus seine Leber bis dahin verlassen.

Seit vier Jahren führt meine Familie ein Dasein zwischen Bangen und Hoffen, Freude und Traurigkeit, ein Leben mit Extremen, die auch extrem fordern. Kein Tag ist mehr so sicher wie früher einmal. Wir versuchen immer gerüstet zu sein für den Fall, dass ich mal wieder für eine Zeit in eine Klinik eingewiesen werde – Ende ungewiss. Wenn dieser Fall dann eintritt, steht trotzdem erst einmal alles Kopf. Es entsteht kein äußerliches Chaos, aber im Inneren, ganz tief im Herzen eines jeden von uns, herrscht der Ausnahmezustand. Die kleinen, vertrauten Rituale des Alltags wie gemeinsames Frühstücken, Geschichten erzählen und Kuscheln am Abend, Spaziergänge samstags morgens durch die Stadt, das Zusammensein bei den Hausaufgaben, gibt es schlagartig (mal wieder) nicht mehr. Pläne, die wir gemeinsam schmiedeten, platzen in einem Moment und Jo ist gefordert, neben seinem Job, die Hälfte des Haushalts und der Kinderbetreuung zu übernehmen. In guten

Zeiten, wenn kein anderer in der Familie krank ist, heißt das, morgens um sechs Uhr aufstehen und die Kinder, die dann immer noch sooo müde sind, beim Anziehen zu überwachen, sonst zieht der eine mitten im Winter Shorts an und der andere möchte bei vorhergesagten 27 Grad im Schatten gerne, ohne Socken selbstverständlich, in seinen Lieblingsgummistiefeln zur Schule stolpern. Am Frühstückstisch hat sich die Müdigkeit zumeist verflüchtigt, aber die Lust am Kauen noch nicht eingestellt, doch soll jeder etwas Vernünftiges essen. Schulbrote müssen gestrichen und dabei Sonderwünsche berücksichtigt werden, denn sie sollen ja auch bis zum Ende des Unterrichts vertilgt worden sein. Nach einem letzten, meist hastigen Haarekämmen, Gesichterabputzen und Antwortfinden auf die Schreie: »Wo sind meine Stiefel, Halbschuhe, Sandalen, wer hat meine Kappe geklaut?«, muss Jo dann auch sofort zur Arbeit losziehen. Wenn er abends zurückkehrt, ist Irmchen meistens gerade gegangen. Ihn erwartet kein kuscheliges Heim, sondern viel Arbeit in Einsamkeit. Alleine kontrolliert er die Hausaufgaben der Kinder, tröstet sie, wenn sie traurig sind, wärmt das Essen und tischt es auf, ruft die Kinder zum Abendbrot, telefoniert zwischendurch mit mir, die immer besorgt fragt, ob alles läuft – schickt die Kinder hoch zum Waschen, kontrolliert das Zähneputzen, das am liebsten von allen geschlampt wird, erzählt vielleicht noch eine Geschichte, ermahnt zur Nachtruhe und darf dann gegen 20.30 Uhr allein den Tag ausklingen lassen. Sind die Kinder besonders aufgedreht, und das ist häufig der Fall, geht er, um die Ruhe zu erzwingen, zur gleichen Zeit mit gutem Beispiel voran zu Bett und … schläft geschafft ein.

Aber nicht immer laufen die Tage so normal ab. Manchmal klopfen abends Eltern von Spielgefährten unserer Kinder an und verlangen erbost, mit Jo zu sprechen, weil unsere Kinder irgendetwas ausgefressen haben – oder haben sollen. Sie wollen ein rügendes Gespräch über Erziehungsmaßnahmen, auch wenn sie wissen, dass ich im Krankenhaus bin, die Kinder tagsüber also mehr oder weniger auf sich allein gestellt sind, auch wenn sie sehen, dass Jo gerade sehr beschäftigt ist, das Abendessen zubereitet oder Hausaufgaben mit den Kindern macht. Die Aussagen über die Vergehen sind meistens recht vage und Jo steht da, zutiefst beeindruckt von solch penetranter, gefühlloser Dreistigkeit.

Wir haben festgestellt, dass immer seltener Hilfe von außerhalb der Familie angeboten wird. Ich bin chronisch krank und das ist für viele langweilig. Immer wieder dasselbe, tagein, tagaus. »Ach, die ist wieder im Krankenhaus, wo denn sonst«, äußern sich einige meiner lieben Mitmenschen. Einer chronisch kranken Familie geht man besser aus dem Wege, dort ist es unbequem.

Nur wenige fragen Jo, wie es ihm eigentlich geht. Wird er gefragt und hat schon seit Wochen alles alleine bewältigt, dann antwortet er meist: »Bestens, alles klappt hervorragend, als Ernährer und Hausmädchen, alles o.k, danke für die Nachfrage.« Auch wenn er traurig ist, einsam, frustriert oder verzweifelt, weil er spürt, dass der Fragende, der nie Hilfe angeboten hat, sowieso nichts anderes hören will.

Als ich vor vier Jahren krank wurde, lautete Jos Devise: »Das schaffen wir! Da musst du jetzt durch. Ich werde halt einige Zeit Geldverdiener und Hausfrauchen sein.« Nur wusste er damals noch nicht, dass sich diese Zeit über Jahre erstrecken und das Ende überhaupt nicht absehbar sein würde. So machte er weiter, jeden Tag, blieb still, stellte all seine Ansprüche zurück, seine Hobbys, wurde immer wieder Strohwitwer, manchmal über Monate, stillschweigend, ohne Klage, mich verschonend, da ich ja die Leidtragende war, diejenige mit Schmerzen, die um ihr Leben fürchten, ihre Kinder über Wochen

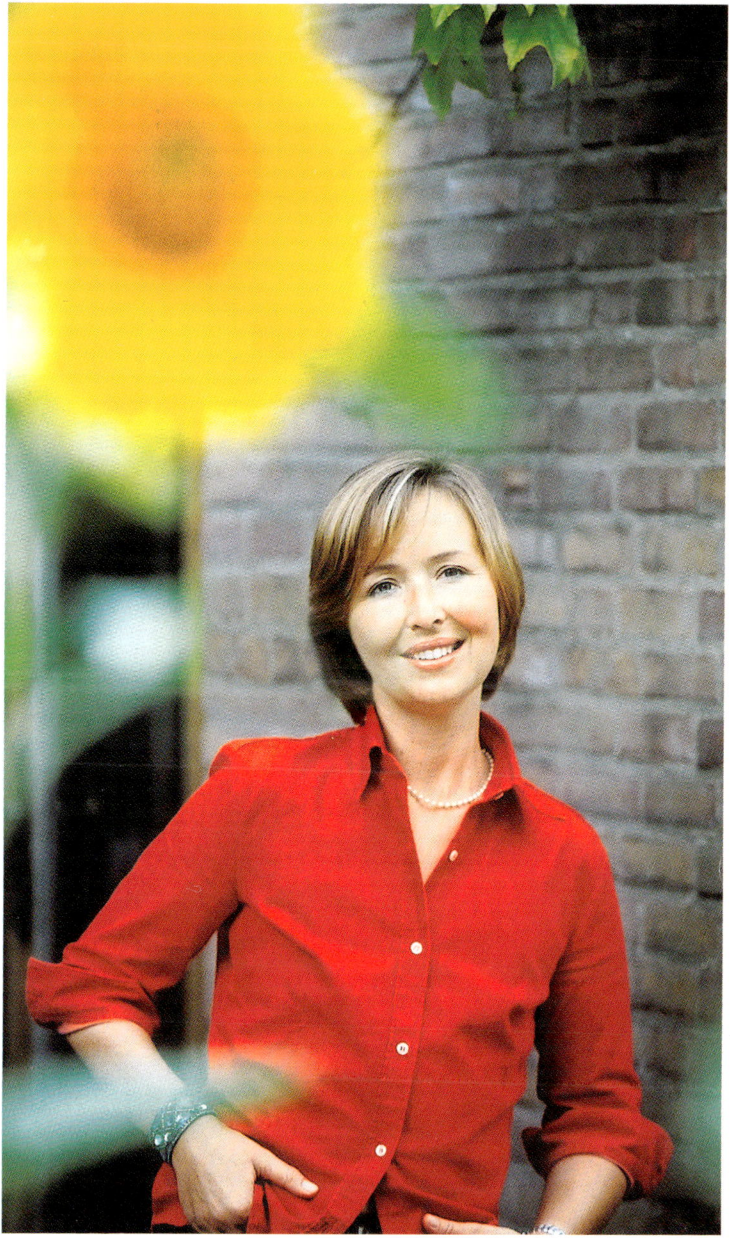

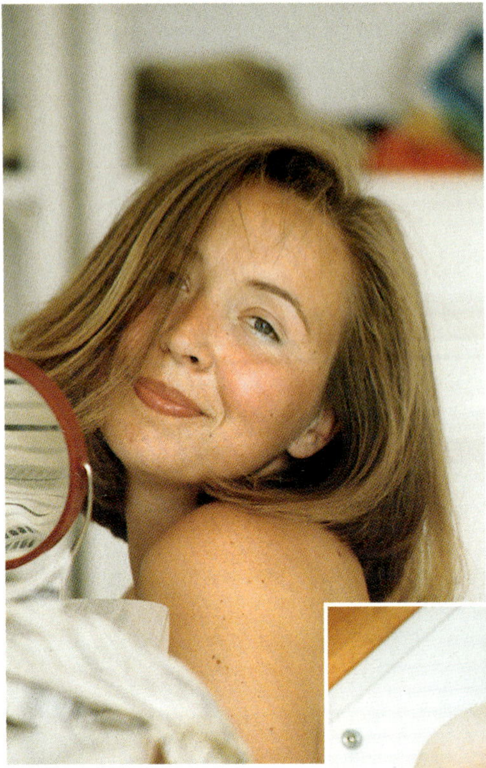

Früher war ich sehr eitel …

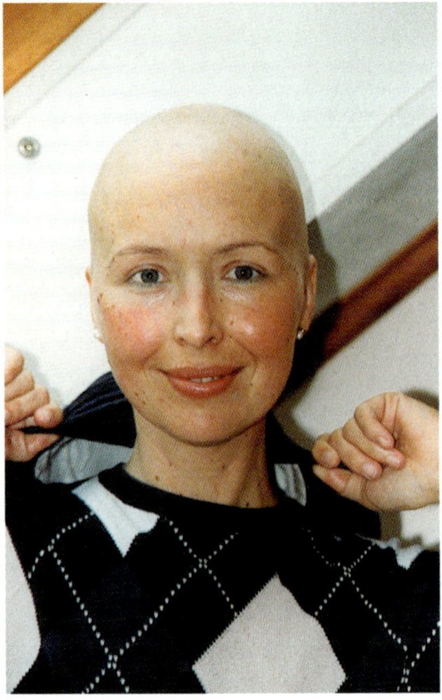

… und dann stand ich »oben ohne« da, ohne Haare, ohne Brüste.

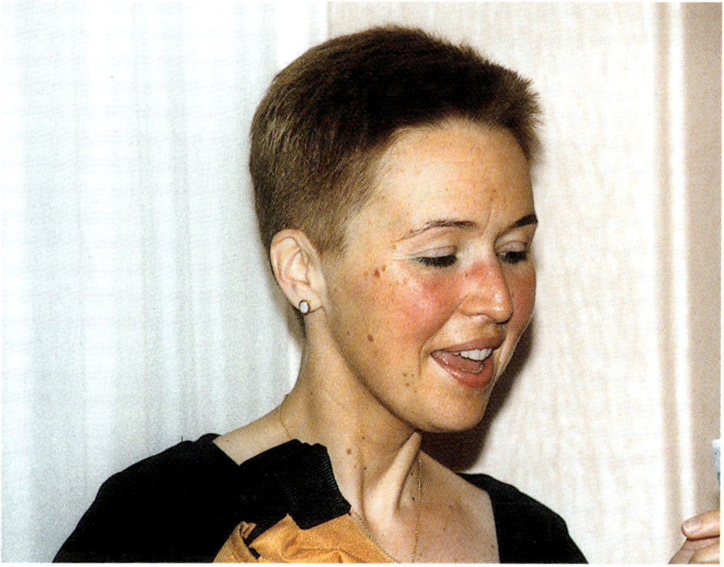

Die Haare wuchsen bald nach.

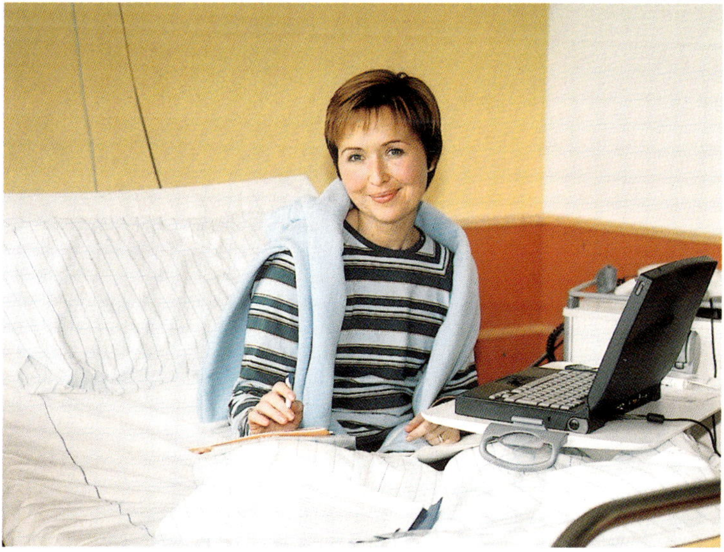

Im Krankenhaus hatte ich zumindest viel Zeit zum schreiben.

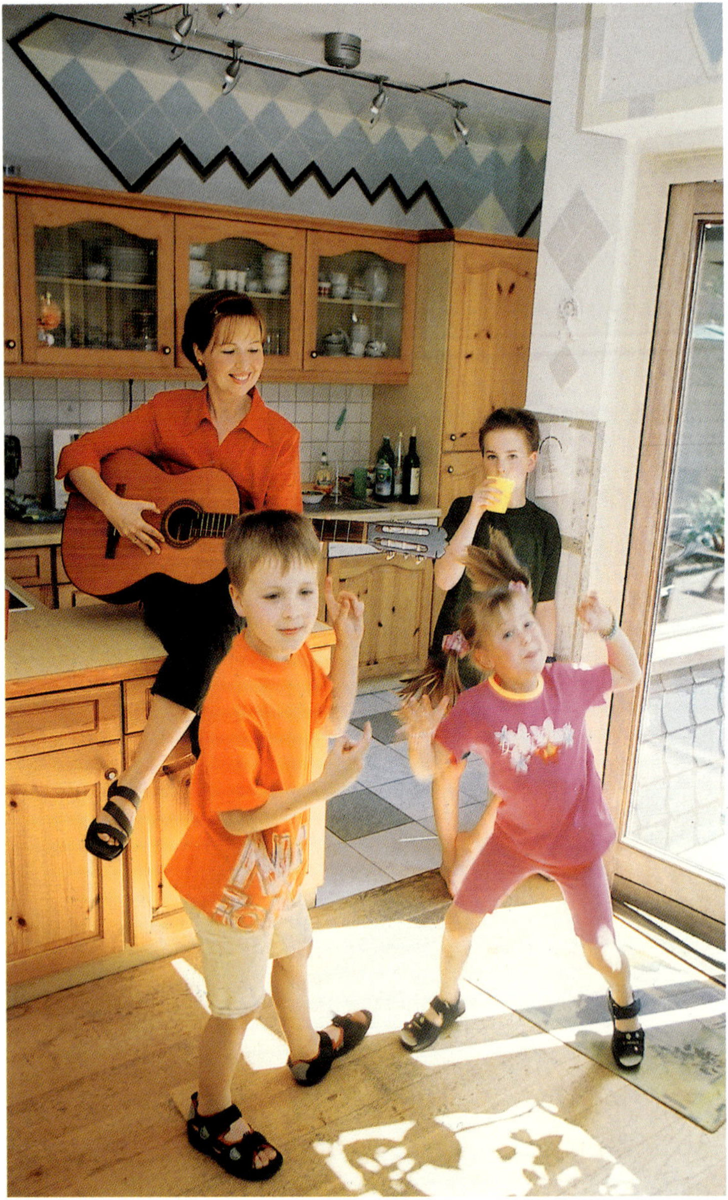

Wie haben mir meine Kinder gefehlt …

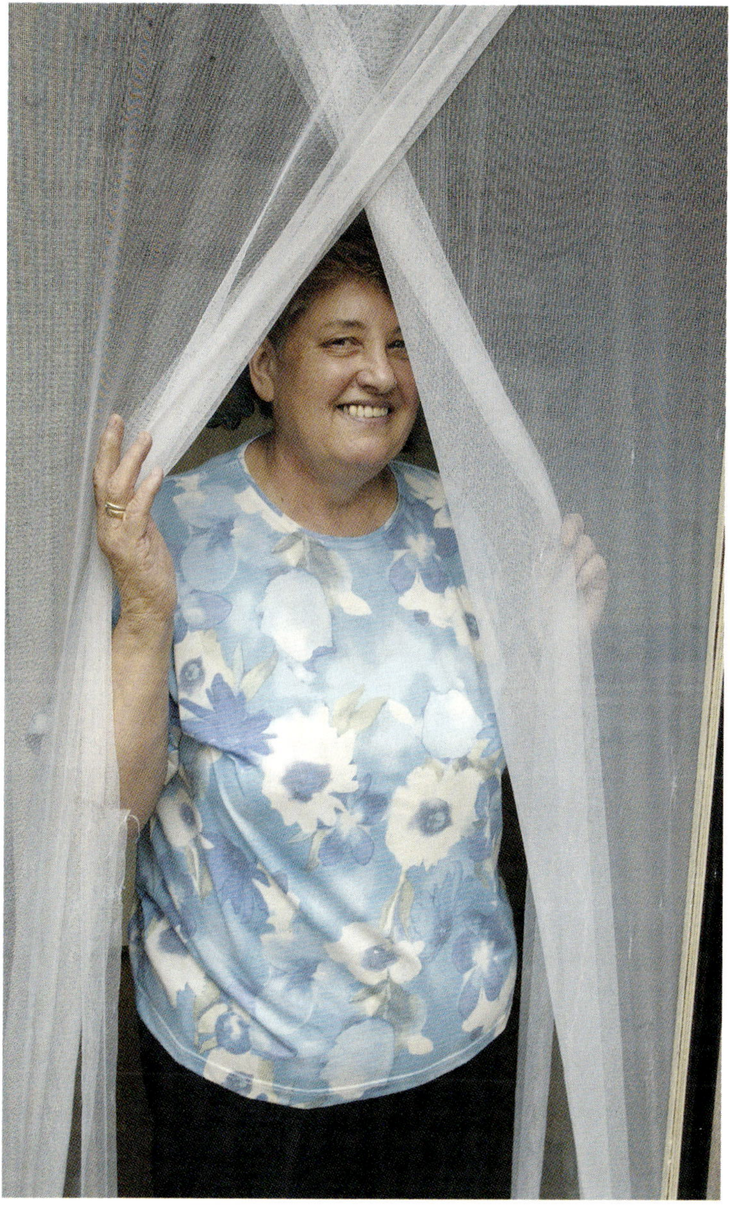

Irmchen, die gute Seele in unserem Haus

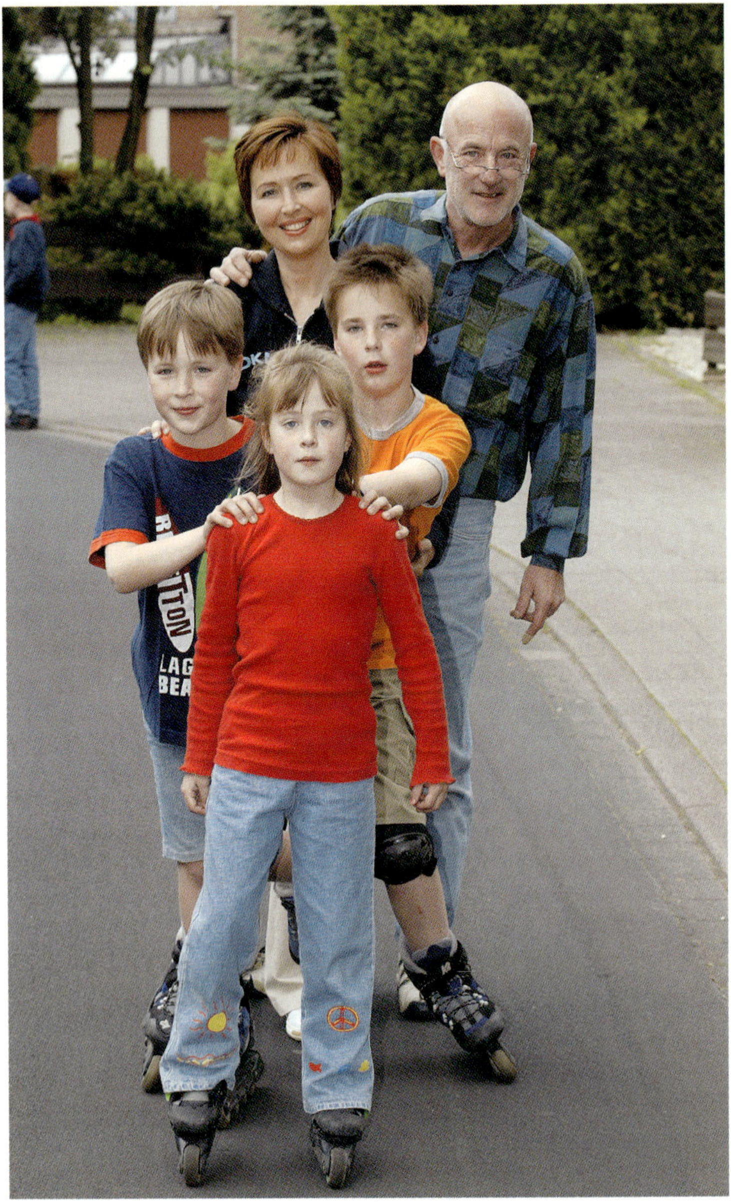

Endlich sind wir alle wieder zusammen.

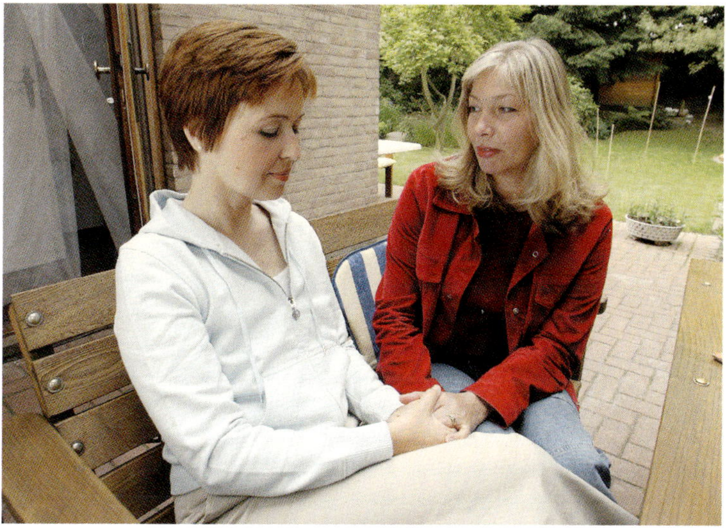

Als ich, vollgepumpt mit Morphium, völlig lethargisch war, hat Carmen mich jeden Tag angerufen, um mich diesem Schlummer zu entreißen.

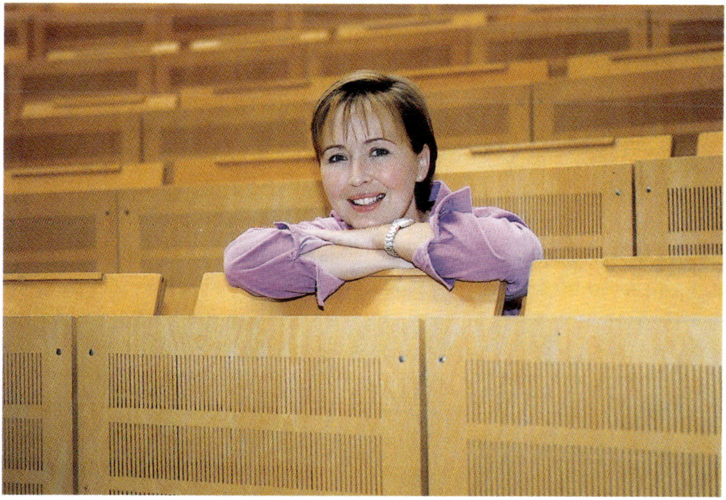

Auf meinen Lesungen in allen großen Kliniken erreiche ich Menschen, denen ich vielleicht ein bißchen helfen kann.

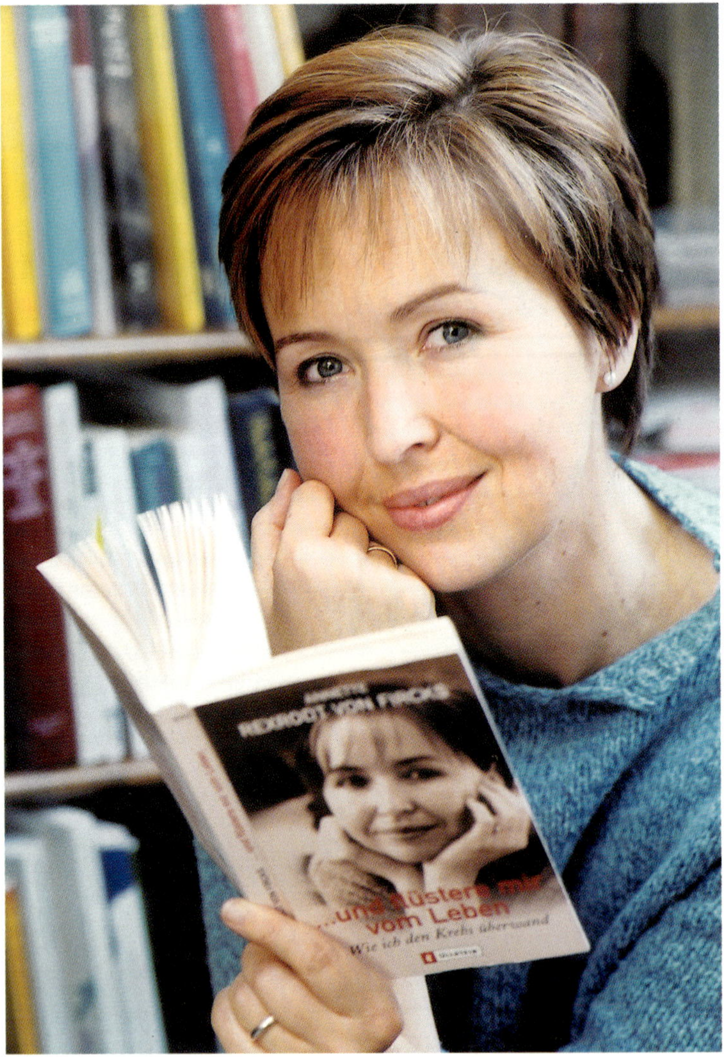
vom Leben
Wie ich den Krebs überwand

entbehren musste… bis ihn Groll, Wut und Verzweiflung dann doch einholten. Mehr und mehr spürte ich in der letzten Zeit seine Frustration. Jo regte sich über Kleinigkeiten auf, über liegen gebliebenes Spielzeug, darüber, dass kein warmes Abendessen bereitstand, oder über einen Tee, um den ich ihn gebeten hatte, einfach über belanglose Dinge, so fand ich. Auch wenn ich zu Hause war, ging er früh zu Bett, wollte nur noch schlafen und trank häufig ein Bier mehr als sonst. Ich war traurig darüber, denn ich war schließlich sein Problem und ich wusste nicht, wie ich ihm helfen konnte.

Aus vielen Briefen und Gesprächen nach meinen Lesungen mit Betroffenen und Angehörigen habe ich erfahren, wie groß das Leid der Partner, der Helfer ist. Viele rufen mich an und weinen. Sie brauchen jemanden, mit dem sie reden können. Ich spüre ihre Einsamkeit und Isoliertheit, ihre Verzweiflung und Angst, den geliebten Menschen vielleicht zu verlieren. Häufig erzählen sie, dass Freunde, ja selbst die Familie, kein offenes Ohr mehr für ihre Probleme haben, dass es für alle nur frustrierend sei, immer wieder Negatives erfahren zu müssen. Chronisch Kranke und chronische Helfer sind einfach nicht gefragt, schlichtweg uninteressant, denn ihre

Gesellschaft bietet keine Zerstreuung und Kurzweil. Ich höre aus den Worten der Helfer ihre Ohnmacht heraus, dass sie das Gefühl haben, in Wirklichkeit nicht helfen zu können, unnütz zu sein, vor allem dann, wenn sie wiederholt schlechte Neuigkeiten über den Gesundheitszustand des geliebten Menschen erfahren. Wer kümmert sich um die Helfer, die im Laufe der Zeit ebenfalls erkranken, seelisch zuerst und dann auch körperlich?

Während viele Kranke versuchen, aus dem Leiden etwas Positives zu gewinnen, neue innere Kräfte zu entdecken und zu mobilisieren, und sich dadurch weiterentwickeln, so bleibt der Helfende meist in seiner Entwicklung gehemmt, denn seine Zeit ist knapp bemessen und sehr gefragt. Er wird zum Saugschwamm der Gefühle des Kranken, aber hauptsächlich wird er zum Macher. Er rackert, kauft ein, kocht, wäscht, fährt den Kranken zum Arzt, besucht ihn im Krankenhaus und, und, und. Die Mehrzahl der lebensbedrohlich Erkrankten fordert ihr Leben zurück, der Helfer spürt große Einschränkungen. Begrüßt der Kranke nach einiger Zeit wieder freudig den Tag, genießt am Frühstückstisch den Duft einer Tasse Kaffee, so will der Helfer nach einiger Zeit sich morgens am liebsten unter der Decke verkriechen und überhaupt nicht frühstücken. Er fühlt sich leer, gefühlsmäßig ausgebrannt, isoliert, allein gelassen mit Angst, Wut und Verzweiflung, die er dem Kranken nicht mitteilen kann, weil er ihn nicht belasten will. Viele Helfer werden dadurch zu eigentlich Partnerlosen und einige entfliehen diesem Zustand durch Trennung ohne Umkehr. Aber auch in einer durch liebende Verantwortung geschmiedeten Partnerschaft kann es zur Flucht kommen, zur Flucht der erschöpften Kräfte in den in der Verzweiflung als stärkend empfundenen Schutz von Drogen oder Alkohol.

Patentrezepte für Helfer sind ebenso rar wie die für Kranke, aber es gibt viele Möglichkeiten, das Beste aus einer schwierigen und belastenden Situation zu machen. Wenn sich der Helfer isoliert und mit seinen Problemen allein gelassen fühlt, denke ich, dass es für ihn hilfreich wäre, sich Selbsthilfegruppen für Angehörige anzuschließen. Ich halte es für wichtig, sich in Gesprächen mit anderen, die in einer ähnlichen Situation sind, auszutauschen. Wir Kranken tun das ja auch und suchen Kontakte zu Leidensgenossen, indem wir Selbsthilfegruppen aufsuchen oder eine Kur in einer speziellen Rehaklinik machen. Dort wird uns bewusst, dass wir mit unserer Krankheit nicht allein sind, wir können unser Leid teilen. In onkologischen Rehakliniken, in denen die Partner, die Helfer auch kuren können, habe ich beobachtet, dass sie sich anderen Helfern anschlossen und lange Gespräche mit ihnen führten.

Meinen Kindern, die ja auch Mitleidende sind, hat der Aufenthalt in einer onkologischen Rehabilitationsklinik für Mutter und Kind sehr gut getan. Dort haben sie Kinder kennen gelernt, deren Muttis auch an Krebs erkrankt sind. Manchmal habe ich ihre Gespräche belauscht und erkannt, dass es auch für Kinder von großer Bedeutung ist, Gefühle und Ängste untereinander auszutauschen. So sagte Charlotte zum Beispiel: »Mama, die Mutter von der Kathrin hatte auch Brustkrebs. Die hatte auch eine Glatze und guck mal, wie lang ihre Haare jetzt wieder sind. So lange ist sie schon wieder gesund.« Oder Sebastian sagte mir: »Man muss gar nicht sofort sterben, wenn man Metastasen hat, die Mutter von der Julia hat schon seit zehn Jahren welche.« Noch heute schreiben sich die Kinder oder telefonieren miteinander und gerne möchten sie noch einmal gemeinsam zur Kur fahren.

Wie dem Kranken würde ich auch dem Helfer empfehlen, jeden Tag zu überlegen, was er Gutes für SICH tun kann, ob mit Meditation, Sport, künstlerischem Gestalten, Besuch einer Selbsthilfegruppe und vielem anderen mehr.

Die Antwort auf den Einwand: »Aber woher denn die Zeit nehmen?«, lautet schlicht: »Nehmt sie euch, und wenn es nur Minuten sind. Gebt nicht alles auf! Beschäftigt euch auch weiterhin mit Dingen, an denen ihr auch vorher Gefallen fandet, und erkennt, dass man Geschehenes nicht rückgängig machen kann! Sorgt dafür, dass es wieder licht wird in eurem Leben, dass ihr morgens im Frühling das Singen der Vögel wieder hören könnt.

Denn wir brauchen euch, wir brauchen wirklich starke Helfer. Ihr seid so lebensnotwendig für uns wie Wasser in der Wüste. Wir benötigen eure Liebe und euer Dasein, vor allem dann, wenn wir in Not sind und leiden. Ihr müsst dann gar nichts Großartiges tun oder sagen, sondern einfach nur da sein, vielleicht mit uns weinen oder nur zuhören.

Und ich möchte unbedingt hinzufügen, dass ihr uns ruhig mal die Meinung sagen könnt, weist uns zurecht, wenn wir versuchen euch im Schutze der Krankheit herumzukommandieren; ihr dürft, auch wenn wir Krebs haben, mit der ›Faust auf den Tisch schlagen‹ und müsst euch vor lauter Mit-Leiden nicht alles gefallen lassen. Ewige Rücksichtnahme auf den anderen kann, glaube ich, ziemlich gesundheitsgefährdend sein …

Nur wenn auch ihr euch für das Leben entscheidet, werden wir es schaffen, den steinigen Weg gemeinsam zu gehen.«

Eine halbe Nacht lang haben Jo und ich, eng umschlungen, alles ausgesprochen und dabei vielen unterdrückten Gefühlen Ausdruck gegeben. Er litt besonders darunter, dass ich, wenn ich nach wochenlangem Krankenhausaufenthalt wieder zu Hause war, ihm einfach alles abrupt wegnahm: Die Kinder durch nicht enden wollendes Beschmusen, die Verantwortung für den Haushalt durch das Einführen neuer Hausordnungen. Jo kam sich durch meine Bestimmungen vor wie ein ausgedienter, in der Kammer abgestellter Besen. Dass ich solche Gefühle hervorrief, wenn ich überglücklich wieder zu Hause war, hätte ich nie gedacht. Also überlegte ich jetzt und versuchte mich in seine Lage zu versetzen. Er hatte schon Recht, dass, wenn ich wieder daheim war, zuerst die Kinder im Vordergrund meiner Empfindungen und Aufmerksamkeit standen und ich mich danach daranmachte, vieles umzukrempeln und so umzuräumen, wie ich es für richtig hielt. Davon waren sogar die Salz- und Pfefferstreuer betroffen. Wochenlang hatte Jo die Kinder behütet, sie umhegt, mit ihnen geschmust, hatte alles allein organisiert und dann komme ich und reiße seinen emsig erbauten »Bieberdamm« einfach wieder ab und mache daraus ein »Krähennest« für mich und die Kinder. Ja, ich konnte ihn plötzlich verstehen und jetzt wurde mir auch klar, warum Jo mir gegenüber in den ersten Tagen nach einer meiner (vielen) Rückkehren immer so reserviert, fast abweisend erschien, als wollte er mich wieder zurück im Krankenhaus wissen.

Wir hatten uns viel zu erzählen und verstanden einander. Ich wünschte mir von ihm noch viel häufigere Besuche, wenn ich mal wieder im Krankenhaus sein sollte, mehr gefühlsmäßigen Beistand (Jo ist ein Meister im Verdrängen von Gefühlen) und dass er einfach da ist und meine Hand hält. Jo wünschte sich, dass ich ihn nicht so sehr herumkommandiere, bei zukünftigen »Rückeroberungen meines Territoriums« ein bisschen mehr Zurückhaltung an den Tag lege und ihm mindestens genauso viele Küsschen gebe wie den Kindern.

Bevor ich einschlief, dachte ich noch einmal zurück an frühere Zeiten, als wir noch in unbeschwerter Freiheit lebten und als Jo an seinen alten Autos bastelte (die Kinder waren noch nicht auf der Welt), manchmal über ein ganzes Wochenende, an warmen Sommerabenden bis tief in die Nacht. Und ich liebte es, ihm dabei zuzuschauen, er war eins mit dem, was er tat. Ich liebte sein Strahlen, das

Leuchten in seinen Augen, wenn er zu mir kam und mir, vom Geruch der alten Wagen schwärmend, seine ölverschmierten Hände unter die Nase hielt, damit auch ich mal schnuppern konnte, wie »ein richtiges Auto« riecht.

Als ich erkrankte, gab er seine Wagen ohne jegliche Diskussion einfach ab, um sich – so meinte er mit einem lachenden und einem weinenden Auge – von Belanglosem zu trennen und auf das Wesentliche zu konzentrieren.

In dieser Nacht dachte ich zum ersten Mal, es ist falsch, dass er die Wagen nicht mehr hat, und wünschte mir, dieses Leuchten in Jos Augen eines Tages wiederzufinden.

# *Bergab*

›Mist! Jetzt nimmt dieses verdammte Gerät die Münze nicht!‹ Ich fischte in meinem Portemonnaie nach einem anderen Geldstück; endlich, es fiel klappernd in den Münzfernsprecher. Mit zittrigen Fingern wählte ich Jos Nummer im Büro – es war besetzt. Mist, verfluchter! Neben mir standen noch andere Leute, die telefonieren wollten. Ich ließ sie vor und holte mir aus dem Getränkeautomaten eine Cola.

›Immer, wenn ich auf ein bisschen Normalität in meinem Leben zu hoffen wage, wird diese Hoffnung sofort im Keim erstickt‹, dachte ich. ›Wieso hört das nicht mal auf? Habe ich nicht genug für mein Bein getan? Hätte ich mich lieber gleich im Sommer operieren lassen sollen? Oder ist es passiert, weil ich den Rollstuhl zu früh in die Ecke gepfeffert habe?‹ Als Jo anfing Tischbeine und Zargen mit gelber Schutzfolie zu bekleben, weil ich mit dem

Rollstuhl alles verschrammte, läuteten bei mir die Alarmglocken und das Ungetüm landete in der Garage.

Mit einer viel zu kalten Cola stand ich mitten in der großen Eingangshalle des Klinikzentrums. »Ist das 'n Scheißwetter!«, fluchte ein mir entgegenkommender Mann und schaute mich dabei an, als erwartete er meine Zustimmung. Draußen regnete es dicke Tropfen aus einer riesigen, pechschwarzen Wolke und ein ganzer Menschenschwarm drängte zum Eingang. Alle wollten gleichzeitig durch die Drehtür ins Trockene. Viele waren schon pitschnass und schimpften. Auch die, die trocken geblieben waren unter ihren Regenschirmen, schimpften.

Auch ich klagte, ein innerliches Wehklagen aus Schmerz und Traurigkeit ... nicht nur meine Familie, selbst der Regen würde mir bald genommen, wenn ich wieder im Krankenhaus liege. Die schönen Spaziergänge der letzten Herbstwochen, die Vorbereitungen auf den Laternenzug zu Sankt Martin, vielleicht sogar Weihnachten, auf alles würde ich wieder verzichten müssen. Langsam ging ich nach draußen, ich wollte die kalten Regentropfen auf meinem Gesicht spüren. Irgendwann vermischten sie sich mit meinen Tränen. Irgendwann stand ich wieder am Münzfernsprecher – pitschnass.

»Jo, ich muss wieder in die Kiste« (so nannten wir inzwischen Krankenhäuser), schluchzte ich.

»Annette, was ist?«

»Die haben einen Sequester im Knochenmark gefunden.«

»Sequester ... warte mal, aus dem lateinischen, französischen séquestrer, äh, also du hast irgendetwas ›Eingesperrtes‹, könnte heißen ... Abkapselung im Knochenmark, wenn ich das richtig abgeleitet habe. Und – was nun?«

»Ja, eine abgestorbene Knocheninsel. Das Ding muss raus, sagen die Ärzte hier. Da drin tummeln sich wohl Bakterien. Ich soll gar nicht mehr nach Hause und es am besten sofort entfernen lassen. Was meinst du?«

»Ich hab von der Quacksalberei so viel Ahnung, wie ´ne Kuh vom Klavierspielen ... kann dir da schlecht Rat geben.«

»Hier bleiben und morgen auf den OP-Tisch?«

»Ich weiß nicht, hab keinen blassen Schimmer.«

»Nein, das halte ich nicht aus, ich komm nach Hause, jetzt sofort. Bis gleich!«, schrie ich in den Hörer und legte auf.

Die nächsten Tage verbrachte ich damit, mehrere Spezialisten aufzusuchen und landesweit

Fachärzte am Telefon zu konsultieren. Mindestens zehnmal erzählte ich am Hörer meine Geschichte und reiste durchs halbe Land, immer in der Hoffnung, einer würde mir etwas Schonenderes anbieten als eine Operation. Doch am Ende einer Woche stand das deprimierende Ergebnis meiner Umfrageaktion fest: Operation, und zwar so schnell wie möglich – ohne Wenn und Aber.

Die OP sei nicht schwierig und für einen erfahrenen Chirurgen eigentlich kein Problem, hatte man mir gesagt. ›Da ist sie ja wieder, unsere kleine Klacks-OP!‹, dachte ich in einem zaghaften Aufflackern von Ironie, die mein Zwerchfell aber nicht in Schwingungen versetzte, denn ich musste entscheiden, wem ich denn diesmal diesen »Klacks« anvertrauen durfte.

Ein paar Tage später hatte ich ein Bett in einer Klinik, ganz in der Nähe meines Heimatortes. Ich wurde auf die Operation vorbereitet, quasi auf den Kopf gestellt. Wegen meines geschwächten Immunsystems mussten spezielle Blutuntersuchungen durchgeführt werden, ein Kardiologe stellte eine Klappeninsuffizienz fest und verordnete vor der Operation eine hohe intravenöse Gabe von Antibiotika. Der Anästhesist besuchte mich mehrmals und entschied, dass ich in der ersten Nacht auf der Überwachungsstation liegen solle. Der Chirurg erklärte mir den Eingriff und war erstaunt, dass ich den Fuß heben konnte, obwohl ich eine Lähmung nach Kompartmentsyndrom hatte. Nach Durchführung aller erforderlichen Voruntersuchungen sollte ich in drei Tagen operiert werden. Ich fühlte mich in guten Händen und war voller Zuversicht, dass alles gut verlaufen würde. Zwischen den Untersuchungen haute ich so oft wie möglich ab … nach Hause.

Einen Tag vor der Operation wurde ein zentraler Venenkatheter am Hals für die Infusionen gelegt (wenn die Einstichstelle gut betäubt ist, tut das übrigens überhaupt nicht weh) und ich war darüber erleichtert, denn meine Venen waren mittlerweile die eines OP-Veteranen (Jo sagt Spitaljunkie), zerstochen und vernarbt, so dass an ein Legen von Braunülen überhaupt nicht mehr zu denken war.

»Passt wie maßgeschneidert«, sagte ich der Schwester, als ich mein OP-Hemd zusammenknotete. »Die Bänder sind auch nicht morsch wie sonst!«

»Nagelneue Ware, für Sie extra aus der Kinderstation gemopst, wissen Sie«, erwiderte lachend die Schwester.

»Welch fürsorglicher Diebstahl!«, juxte ich

zurück. »Aber die Strümpfe kratzen wie immer.«

»Muss ich das sofort melden?«, fragte sie amüsiert.

Es war früh am Morgen – und nicht an einem Freitag! –, als ich in dem so genannten Engelshemdchen wieder einmal darauf wartete, hinunter in einen Operationssaal transportiert zu werden. Warum nur liegen die immer in den unteren Stockwerken? Ach so, natürlich, ein wahrer Engel muss zuerst ganz tief fallen und die Hölle kennen lernen. Kurz flackerte ein übrig gebliebenes Fünkchen der Ironie auf.

Da ich septisch (bakteriell verseucht) war, kam ich erst am frühen Nachmittag als Letzte dran. Diesmal musste ich aber keinen Durst leiden, seit dem Vortag liefen Infusionen. Meine präoperative Nervosität hielt sich in Grenzen, dank eines sehr starken Beruhigungsmittels.

Wie immer erschien mir die Reise in den OP viel zu lang und wie gewöhnlich schlief ich unglaublich schnell ein, als mich der Anästhesist, meine Hand haltend, in das Nichts der Narkose schickte.

Die darauf folgenden sechs Wochen sind mir nur noch gespenstisch, schemenhaft in Erinnerung. Nach der ersten Operation stand der

Chirurg am Tag danach kopfschüttelnd an meinem Bett und meinte, er hätte so etwas noch nie erlebt. Schon beim Öffnen der Markhöhle, sei ihm eine gräuliche, glibberige Suppe entgegengekommen. Abwarten müsse man jetzt, er könne nicht vorhersagen, ob es nicht doch bösartig sei. Da mein Körper rund um die Uhr intravenös mit schmerzstillendem Morphium versorgt wurde, hörte ich nur seine Worte, verstand aber nicht deren Sinn, und schlief sogleich sorgenfrei wieder ein. Ich hatte keine Schmerzen und döste die ganzen nächsten Tage in einem Halbschlaf vor mich hin. Am vierten Tag nach der Operation bekam ich Fieber, und trotz der Medikamente hatte ich plötzlich starke Schmerzen. Jetzt durfte ich selber mit einem kleinen Rädchen am Infusionsschlauch die Tropfenzahl des Schmerzmittels einstellen.

Mein Zustand löste eine allgemeine Unruhe unter den Ärzten aus, sie tuschelten vor der Tür und diskutierten mit gerunzelter Stirn an meinem Bett. Schließlich wurde entschieden: Aufmachen! Ich musste gar nicht wieder runter in den OP, nein, der Faden der die Wunde zuhielt, wurde kurzerhand gelöst; dabei konnte ich zusehen, wie sich ein Krater bildete, der immer breiter wurde, bis schließlich der Knochen freilag. Doch weder entsetzt noch betroffen darüber, schaute ich einfach zu und schlief wieder ein. Ich glühte und hatte schöne Träume. Irgendwie gehörte mein Körper nicht mehr so recht zu mir und auch ein Teil meines Ichs war unter den Drogen ziemlich fest eingeschlafen. Ich spürte weder Angst noch Traurigkeit, selbst dann nicht, als ich beim Wechsel des Venenkatheters auf die andere Seite des Halses eine Blutvergiftung bekam. Für einen kurzen Moment hatte ich das Gefühl, ich würde verbrennen, dann war ich ohnmächtig geworden. Panik brach aus, denn die Ärzte wussten jetzt, dass das Antibiotikum nicht mehr wirkte. Ein Keim jedoch war nicht gefunden worden, die Behandlung war also nur noch eine Aktion auf gut Glück, ein Tappen im Dunkeln. Mit dem Krankenwagen wurde ich noch am selben Tag zur Computertomographie gefahren; am Morgen danach trug ich wieder Engelshemdchen und kratzende Strümpfe. Der Entzündungsherd saß ein bisschen tiefer, am Nachmittag wurde wieder operiert. Dann weiß ich nichts mehr.

Endlich, das Labor rief an, die Ärzte waren bestürzt: Ich hatte eine chronische und akute Knochenmarksentzündung, hervorgerufen durch einen multiresistenten Staphylokokkus. Die Antibiose musste sofort umgestellt werden, mein Zimmer kam unter Quarantäne und nur unter strengsten Vorsichtsmaßnahmen wurden die täglichen Verbandwechsel durchgeführt.

Das neue Antibiotikum begann zu wirken, bald schon fühlte ich mich ein bisschen besser, das Fieber senkte sich. Die Wunde an meinem Bein hielten die Ärzte offen, denn wurde sie geschlossen, fing ich sofort wieder an zu fiebern. Aus ihr ragten die Enden einer im Knochenmark eingebetteten Kette mit vielen kleinen weißen Perlen, heraus. Diese Perlen waren mit Antibiotikum getränkt, um den Erreger im Knochen direkt zu bekämpfen. Kurz über der Wunde stach ein Drainageschlauch durch die Haut und endete in einem an der Seite meines Bettes befestigten Kunststoffbeutel.

Bestürzt erzählte Sebastian seinen Freunden, mein Bein sähe aus wie ein Schaschlikspieß. Dass die Kinder es gesehen hatten, ist mir gar nicht mehr in Erinnerung.

Die Toiletten waren auf dem Gang, also bekam ich wieder eine Bettpfanne. Nachdem sie mir von den Schwestern hundertmal unter den Po geschoben worden war und ich dann eilig mein Geschäft verrichten musste, kam ich auf die Idee, sie direkt neben meinem Bett auf einen Stuhl stellen zu lassen. Mit einer Rolle Klopapier daneben, war ich richtig zufrieden, dass ich fortan nicht mehr für jedes kleine Bedürfnis zu schellen brauchte. Die vielen Infusionen bewirkten nämlich einen häufigen Gebrauch dieses Gefäßes.

Die Antibiotikakette musste regelmäßig gewechselt werden, dazu wurde ich Woche für Woche dienstags und donnerstags jeweils am Nachmittag als letzte Patientin (wegen der von mir ausgehenden Seuchengefahr) in den OP geschoben; immer nüchtern, immer unter Narkose, ununterbrochen voller Morphium:

*Dienstag*

| | |
|---|---|
| morgens | Engelshemdchen, kratzende Strümpfe, kein Frühstück, Beruhigungspille |
| mittags | Forcierte präoperative Gabe von Antibiotika, kein Essen |
| nachmittags | Beruhigungspille, runter in den OP |
| abends | Schlaf, kein Essen, keine Erinnerung |

*Donnerstag*

| | |
|---|---|
| morgens | Engelshemdchen, kratzende Strümpfe, kein Frühstück, Beruhigungspille |
| mittags | Forcierte präoperative Gabe von Antibiotika, kein Essen |
| nachmittags | Beruhigungspille, runter in den OP |

| | |
|---|---|
| abends | Schlaf, kein Essen, keine Erinnerung |

Dienstag und Donnerstag, Tage, die Jo und ich niemals vergessen werden. Vier Wochen lang kam Jo am Nachmittag in einer späten Mittagspause ins Krankenhaus. Zwei Schwestern und er schoben mich dann bis zur Schleuse des OP. Meistens war ich schon halb weggetreten, doch immer habe ich seine Hand gespürt, seine Wärme, einfach seine Präsenz und war glücklich darüber.

Diese ganze Zeit erlebte ich wie einen langen, eigenartigen Traum. Jo war unsäglich traurig, als er mich so leiden sah, und schließlich verzweifelte er fast, denn es ging bergab mit mir. Ohnmächtig musste er dabeistehen und erkennen, dass die Ärzte am Ende ihres Lateins angekommen waren.

Ich wurde zusehends magerer, durch das viele Morphium immer weniger ansprechbar, und wenn ich sprach, konnte man mich nur mit Mühe verstehen. Unermüdlich versuchte meine Freundin Carmen mich wachzurütteln und aus meiner Lethargie zu zerren. Sie rief jeden Tag an, erzählte mir Geschichten und die letzten Neuigkeiten aus ihrem Leben. Noch heute bekommt sie eine Gänsehaut, wenn sie von diesen traurigen Monologen, die sie dabei führte, erzählt: »Schon mit Bauchschmerzen griff ich so manches Mal nach dem Hörer und hätte am liebsten sofort wieder aufgelegt. Oft konntest du nur lallen und häufig hast du geweint, jeden Tag war es gleich traurig. Du wolltest, dass ich immerfort erzähle, weißt du, einfach nur erzähle, und du hörtest mir zu und schliefst allmählich ein. Wenn ich dann aufgelegt hatte, flossen auch meine Tränen…«

Ich fühle noch sehr genau, dass ich glücklich und beruhigt war, wenn Carmen mit mir sprach. Jeden Morgen hatte ich auf ihre Stimme, auf ihre Worte gewartet, selbst im Schlaf. Sie klangen in meinem Unterbewusstsein weiter, den ganzen Tag über und die Nacht hindurch bis zum nächsten Morgen. Wenn ich mich bewusst auch an keines der Gespräche aus dieser Zeit wirklich erinnern kann, so weiß ich doch, dass sie mir sehr geholfen haben.

Meine Mutter war so entsetzt, als sie und mein Vater mich besuchten, dass sie sofort anfing Sturzbäche zu weinen. Ich war so erschreckend dünn! Infusionen, Schläuche überall, die Augen halb verdreht. Sie rannte zu den Schwestern und fragte, ob man mich verhungern lassen wollte. Von da an erhielt ich Astronautenkost.

Viele kamen mich besuchen. Mein Vater fast jeden Abend, doch ich kann mich gar nicht mehr daran erinnern. Auch die grünen Engel, freiwillige Helferinnen, kamen täglich, wie ich später erfuhr. Sie verwöhnten mich mit selbst gebackenen Plätzchen und Kuchen. Meine Kinder erzählen mir noch heute, dass ich beim Geschichtenvorlesen einfach einschlief. Alle waren unglaublich besorgt und viele sagten mir später, dass sie richtig Angst um mich hatten.

Mir dagegen, durch das viele Morphium in weiche Wolken gebettet, immer in wohlig warmer Geborgenheit leicht schwebend und ohne Schmerzen, ging es »richtig gut«. Ich stöhnte nicht, wetterte nicht, hinterfragte nichts, ganz wider meine Natur verbrachte ich die vielen Tage brav und artig im Bett. Ich vermisste einfach nichts, selbst meine Familie nicht. Ich weiß noch, dass ich irgendwann anfing, fieberhaft Fensterbilder zu malen. Immer, wenn ich einigermaßen wach war, hatte ich eine Tube Window Colour in der Hand, als hätte ich meinen Verstand verloren. An das Gesundwerden verlor ich nicht einen einzigen Gedanken. Weihnachtsmotive entstanden, Tannenbäume, Nikolause, Engelchen, Schlitten und Kinder im Schnee. Es war bereits Adventszeit und ich versorgte die ganze Station mit Bildern. Noch heute durchzieht mich ein Schaudern, wenn ich daran denke. Ich war schlichtweg nicht mehr ich.

Zweieinhalb Wochen vor Weihnachten machte der Chefarzt den Vorschlag, mich zur Anwendung der hyperbaren Sauerstofftherapie in eine andere Klinik zu verlegen. Diese Therapie verspreche bei Knochenentzündungen gute Aussichten auf Erfolg, sagte er mir nachdrücklich.

Nach acht Operationen in sechs Wochen, abgemagert und voll gepumpt mit Morphium, wurde ich mit einem Krankenwagen in die neue Klinik transportiert.

# *Tal der Tränen*

»Hey, look at her eyes, she's already a junkie«, sagte ein amerikanisch sprechender Anästhesist seinem Kollegen, der mich gerade untersuchte.

Ein Junkie, hat er behauptet, halten die mich etwa für drogenabhängig? Die wollen mir doch wohl nicht das beste Schmerzmittel der Welt wegnehmen, fragte ich mich verärgert.

Und ob die wollten! Fortan kümmerten sich Anästhesisten um mich, führten alle notwendigen Voruntersuchungen für mein erstes Abtauchen in die Sauerstoffkammer durch und bestimmten ebenfalls die Medikation.

»Da müssen Sie schnellstens von runter«, meinte der Kollege beiläufig.

»Runter von wo?«, fragte ich mit gespielter Unwissenheit.

»Wir müssen das Morphium langsam absetzen.« Er schaute auf den Klinikbericht, den man mir mitgegeben hatte, und stutzte: »Mein Gott, Sie bekommen seit sechs Wochen Morphium! Wir fangen sofort damit an, die Dosis zu verringern, und ab übermorgen gibt es für Sie dann Tabletten, ganz langsam werden wir das Zeug ausschleichen!«

Ich hörte, wie die Ärzte noch weiter in ungläubigem Erstaunen über meinen Fall tuschelten.

Mein erster Tag hier war anstrengend. Schon das Aufrechtsitzen im Bett machte mich kurzatmig. Zum ersten Mal seit Wochen merkte ich, wie schwach ich war. Die zehn Zentimeter lange Wunde im Bein, immer noch offen klaffend, war mit einer speziellen Saugdrainage abgedeckt. Wegen der laufenden Infusionen und der Drainageflasche, konnte ich nur im Rollstuhl zu den verschiedenen Untersuchungen manövriert werden. Mein Bein sollte vom Chirurgen einer benachbarten Klinik behandelt werden, im Hause selbst gab es keinen.

In der Abtauchkammer war Platz für sechs Patienten. Kleine Bullaugen gewährten die Sicht nach außen. Nach gründlicher Prüfung meiner Infusionsflaschen auf Druckfestigkeit erklärten mir Helfer, wie ich die Sauerstoffmaske aufsetzen und was ich beim Ab- und Auftauchen beachten müsse. In Begleitung eines Arztes, der beim ersten Tauchgang immer dabei sein muss, ging es ganz gemächlich »in die Tiefe«, die man auf einem großen Zifferblatt ablesen konnte. Es fehlte eigentlich nur das »ping... ping« des Echolots. Auf diesem geräuschgedämpften Luxus-U-Boot werden reichlich Bonbons verteilt, damit die Passagiere, also die Patienten, auch kräftig schlucken und das Trommelfell während des Abtauchens nicht platzt. Als wir nach fünfzehn Minuten auf der gewünschten Tauchtiefe von fünfzehn Metern angelangt waren, musste jeder seine Sauerstoffmaske aufsetzen. Die saß sehr eng und drückte, aber das musste so sein, denn der wertvolle Sauerstoff durfte an keiner Stelle entweichen. Durch die ganze Vorbereitung bereits erschöpft, war ich beim ersten Mal ein recht müder Passagier mit Atemschwierigkeiten.

Ganze sechs Wochen sollte ich in dieser Klinik bleiben.

Wieder in meinem Bett, direkt am großen Fenster mit Ausblick auf den Rhein, bemerkte ich zum ersten Mal seit sechs Wochen, dass bereits der Winter eingezogen war. Dicke weiße Flocken fielen vom Himmel. Ab und zu hörte ich das Tuten der Frachtschiffe und dann das Tuckern ihrer Motoren, wenn sie direkt unter meinem Fenster rheinaufwärts ächzten. Dieser müde Passagier weinte – das erste Mal seit sechs Wochen. Er hatte keine Kraft mehr, er hatte Heimweh und weinte bitterlich.

»Frau Rexrodt von Fircks, es ist so weit, Sie werden auf Diät gesetzt«, begrüßte mich am nächsten Morgen der Arzt. »Wir ersetzen die Infusionsgaben durch Tabletten.« Gesagt, getan: Die Infusionsflaschen wurden entfernt, der Venenkatheter gezogen.

»Freuen Sie sich, ohne das Flaschengebaumel können Sie an Gehhilfen Ihre ersten Schritte machen«, versuchte er mich aufzumuntern.

Ich erhielt ein anderes Morphiumpräparat, das genau auf mein Gewicht und die Intensität der Schmerzen abgestimmt war. Kurze Zeit nachdem ich die erste Tablette eingenommen hatte, wurde mir aber speiübel. Alles fing an sich zu drehen, sobald ich meinen Kopf auch nur um Haaresbreite bewegte. Ich schellte.

Der Wirkspiegel sei wohl ein bisschen zu hoch, meinte der Arzt, das würde sich bald einpendeln. Doch über Stunden litt und litt ich, und als es dann Zeit für die nächste Tablette war, dachte ich, warum noch so ein Ding nehmen, das mir doch überhaupt nicht bekommt. »Mist!«, fluchte ich leise. »Das

Mistding nehme ich nicht mehr. Ausschleichen! Ich nehme überhaupt kein Morphium mehr! Das schaff ich auch ohne Ausschleichen.« Irgendetwas geschah mit mir. Noch heute weiß ich nicht, ob mein schlechter Zustand nach dieser Tablette die Ursache war oder das Gefühl, es müsse mal wieder das wahre Leben in mein Leben treten, dass ich die nächsten Tabletten nicht mehr nahm und sie in meiner Schublade verschwinden ließ. Zunächst spürte ich keinen Unterschied und wollte schon große Töne spucken, den Ärzten die zwei verschmähten Morphiumtabletten zeigen. Nach zwölf Stunden ungefähr fühlte ich mich nicht mehr so keck, eher unruhig, nervös, meine Beine bewegte ich hin und her, sie wollten laufen, einen Dauerlauf machen, Schmerzen attackierten mich. Frenetisches Kramen in meiner Handtasche nach einer Feld-Wald-und-Wiesen-Schmerztablette, … aber Pech, keine mehr da, alle längst geschluckt zu früheren Zeiten. ›Sag mir, wo die Pillen sind …‹

Einbruch der Dunkelheit, ich begann am ganzen Körper zu zittern, dann schüttelte es mich. Das Bett bebte, mein Herz raste, Schweiß perlte zuerst, dann rann er in Strömen. Mein Körper schrie aus jeder Faser, kreischte aus jeder Zelle vor Schmerzen. Mein

Gehirn spielte verrückt, der Mund brabbelte Wörter in fremden Zungen, ohne Zusammenhänge, vollkommen unsinnig. Helle Bilder schalteten sich vor meine Augen, immer schneller rasten die Rahmen, bis der Film nur noch ein greller, blendender Streifen war. Mein System meldete schwere Ausnahmefehler. Ich brüllte in mein Kopfkissen, wollte nicht schellen, wollte kein Morphium mehr. Schweißdurchnässt wälzte ich mich von einer Seite zur anderen, stellte meine Beine auf und ab, auf und ab, auf und ab, fing an, mich überall zu kratzen, alles kribbelte, dann höllisches Jucken, da half nur kratzen, kratzen und noch mal kratzen bis aufs Blut.

Ich zog die Schublade auf und starrte auf die Morphiumtabletten. Soll ich die nehmen? ... Ich drückte sie aus der Folie, führte sie zum Mund, zitterte, heulte ... schmiss sie wieder in die Schublade. »Verdammter Mist! Scheiiiiiiiße!«, schrie ich.

Ich war wohl doch ein Junkie, aber ein unfreiwilliger und unerfahrener. In jener Nacht überzog ich mein Konto, um Lehrgeld zu zahlen.

Am Morgen fragten mich die Schwestern besorgt, was mit mir los sei. Ich sah wohl hundselend aus, aber ich schwieg. Allein wollte ich da durch, allein, ohne Morphium. Frühstücken wurde zur Konzentrationsübung: ›Kaffeebecher heben, Achtung, beide Hände benutzen, Vorsicht, nicht schlabbern, langsam zum Mund führen, ich sagte: Mund, du Hornochse, Mund ist oben in der gleichen Richtung, ungefähr da, wo früher mal dein Hirn war!‹

Drei Tage lang Schwitzen, Herzjagen, Zittern, Zittern, Herzjagen, Schwitzen … Während die physischen Entzugserscheinungen allmählich abebbten, wurde der psychische Schaden immer spürbarer. Ich, die überhaupt noch nie unter Depressionen gelitten hatte, sie nicht einmal definieren konnte, sollte sie gründlich kennen lernen. Von morgens bis abends flennte ich, weinte um mein Leben, um die verpasste Zeit mit der Familie, um meine Schmerzen, um mein Bein, ich heulte wegen dieser neuen Krankheit, die ebenso lebensbedrohlich war wie der Krebs und nicht heilbar; ohne Unterlass betrauerte ich mein Schicksal und andauernd rief ich meinen Vater an. Er war der Einzige, der mir helfen konnte. Jo wollte ich diese Qual nicht auch noch aufbürden und verschwieg ihm alles. Er und die Kinder lebten zudem mehr als eine Autostunde entfernt. Auch mitten in der Nacht griff ich zum Hörer und weinte.

»Papa, hilf mir, sprich jetzt einfach mit mir, erzähle irgendetwas, bitte, mir geht es so schlecht.«

Mein Vater wusste, dass ich unter Entzug stand. Er ist Chemiker und hatte die Symptome sehr gut zu deuten gewusst. Heilfroh war er, als ich ihm anvertraute, dass ich die Tabletten hatte verschwinden lassen, um endlich von der Abhängigkeit wegzukommen.

»Warum wirfst du sie nicht ins Klo?«, fragte er mich, in Sorge, ich könnte vielleicht doch noch in die Versuchung geraten, sie zu schlucken. »Die brauchst du jetzt nie mehr!«

Ich aber wagte noch nicht, die Dinger wegzuwerfen.

»Papa, ich brauche ein Schmerzmittel«, heulte ich, »die sind doch hier im Glauben, dass ich die Tabletten nehme.«

Tabletten, wenn auch harmlose, für mich ins Krankenhaus schmuggeln, das ging ihm dann doch zu weit. Aber wir redeten und redeten, stundenlang. Mein Vater beruhigte mich ungemein. Einmal riet er mir, es mal mit Fernsehen zu probieren, doch mir flimmerte sofort alles vor Augen, die Bilder zu grell, alles zu schrill, nach fünf Minuten war die Kiste wieder ausgeschaltet. Unsere Gespräche hingegen besänftigten mich und manchmal erheiterten sie mich sogar.

Knapp eine Woche lag ich jetzt hier und viermal war ich bereits abgetaucht. Am Wochenende wollte Jo mich mit den Kindern besuchen kommen. Ich freute mich, wartete ungeduldig darauf, meine Brut den Gang entlang laufen zu hören, fing plötzlich an zu frösteln; obwohl es warm war, denn draußen schien die Sonne und wärmte zusammen mit der Heizung das ganze Zimmer auf. Eben hatte ich noch geschwitzt und nun wünschte ich eine zusätzliche Bettdecke.

»Boa, Mama, ist das heiß hier drinnen!«, rief Sebastian, kaum dass er seine Nase ins Zimmer gesteckt hatte.

»Gehst du nicht ein hier?«, fragten die anderen fast gleichzeitig. Es schwelte eine derartige Hitze im Raum, dass mich niemand begrüßte, sondern alle erst einmal meckerten.

Von Minute zu Minute zitterte ich mehr. Jo besorgte mir eine zweite Bettdecke. Ich begann mit den Zähnen zu klappern. Die Kinder lachten, sie dachten, ich würde spaßen. Ich bat Jo zu gehen, ich bekam Fieber.

Überhitztes Zimmer oder Frachtschiffe auf dem Rhein, dazu eine Prise Sonnenschein? Es fiel Jo nicht schwer, die Kinder für einen Spaziergang zu gewinnen.

Das Fieber stieg, ich erkrankte an einem Virusinfekt, bekam Bauchschmerzen und Durchfall und erhielt dagegen große Mengen eines Stopfmittels, welches bei mir heftige Koliken auslöste, nicht aber den gewünschten Effekt brachte. Kraftlos und nicht mehr in der Lage zu sitzen, wurde ich die nächsten Tage, eingepackt in eine große Windel, auf einer Trage in die Druckkammer geschoben. Ich durfte alleine abtauchen, weil ich so viel Platz einnahm. Die Tauchfahrten wurden für mich immer anstrengender, der Durchfall heftiger. Körper und Seele rebellierten, schrien: »Aufhören, aufhören, aufhören!!!«

Als der Chirurg mir beim nächsten Verbandswechsel erklärte, dass man in meinem Fall eine Muskellappentransplantation machen müsse, also eine weitere, bis zu acht Stunden dauernde Operation anstünde, revoltierte schließlich alles in mir noch halbwegs Gesunde und Vernünftige mit dem dringenden Aufruf: »Geh! Und schütze dich!«

Ich befolgte diesen Appell, brach mit all der Kraft, die mir noch geblieben war, die Therapie ab und ließ mich zurück in die Klinik verlegen, aus der ich gekommen war.

Niemand verstand so recht meine Aktion. Die Familie war bestürzt, als sie erfuhr, dass ich eine so wichtige, Heilung versprechende Behandlung abgebrochen hatte.

Es war jedoch, so denke ich auch heute, eine Entscheidung für mein Leben.

»Jetzt hat sie aber Federn gelassen«, beurteilte die Stationsärztin vor ihren Kollegen meinen Zustand, als sie mich begrüßte. Die 40-Kilo-Marke hatte ich unterschritten.

Meine Knochen staken durch die Haut und ich spürte sie, wenn ich mich im Bett umdrehte. Durch den Flüssigkeitsverlust halb vertrocknet, wurde ich aufs Neue verkabelt und erhielt wieder Infusionen. Der Chirurg, unzufrieden mit dem Zustand meines Beines, musste die Wunde zum Säubern offen halten. Sein Besteck versank tief in meinem Bein, durch das Knochenfenster hinein ins Mark, kratzte und schabte. Eine tägliche Prozedur, während der ich, die Bettdecke über meinen Kopf gezogen, mir die Ohren zuhaltend, schmerzerfüllte, panische Laute ausstieß.

Als ich es eines Morgens nicht einmal mehr zum Waschbecken schaffte, eine Sitztoilette in mein Zimmer geschoben wurde, auf der ich voller Beschämung meine vielen dünnen Bedürfnisse verrichten musste, mir die Schwester den schmerzhaft wunden Po abputzte, meinen ausgezehrten Körper wusch, der, in Schmerzen verkrampft, jegliche Nahrung von sich wies und mir immer fremder wurde, hatte ich zum ersten Mal in meinem Leben Angst, in naher Zeit sterben zu müssen.

›Tom, wo bist du?‹, flehte ich.

Tom meldete sich nicht.

›Tom! Ich kann dich nicht finden! Lass mich nicht allein!‹

Tom schwieg.

›Bitte!‹

Seit Wochen hatte ich ihn vergessen, nicht mehr an ihn gedacht, nicht mehr mit ihm gesprochen – jetzt hatte er mich verlassen.

›Tom bist du da?!‹

»Ich will doch leben!«, schrie ich.

Als Tom sich darauf immer noch nicht meldete, fing ich einfach an, zu ihm zu sprechen: ›Fürchte dich nicht, ich werde gesund. Und sei getrost, wo du jetzt auch bist, wir finden uns wieder.‹

## *Aufstieg*

Also begab ich mich auf die Suche nach Tom, meiner inneren Stimme der Liebe und Vernunft. Ich verlangte von mir selbst, die Mitte neu zu finden und das beruhigende Rauschen der Schwingen meines rettenden Engels wieder zu hören. So gelangte ich endlich, ganz allmählich wieder zum Anfang des Weges, der zur Lebensfreude und Gesundheit führt.

›*Hörst du mich? Ich bin da*‹, meldete sich Tom eines Nachts ganz sanft, so leise, dass ich angestrengt lauschen musste, um ihn verstehen zu können.

›Tom, bist du es? Wo warst du denn so lange?‹

›*Ich war immer bei dir, du hast mich nur lange Zeit nicht hören können.*‹

›Ich glaubte schon, dich verloren zu haben.‹

›*… und genau in dem Augenblick hast du mich gefunden.*‹

›Tom, hilfst du mir, gesund zu werden?‹

*›Du bist auf dem besten Wege, weißt du …‹*, und Tom nahm mich in seine Arme.

Noch nie in meinem Leben hatte ich mich derart krank gefühlt, aber auch mein Wille, wirklich alles erdenklich Gute für meinen Körper zu tun, war nie zuvor so stark. Es sollte mir endlich besser gehen, ich wollte gesund werden und meiner Familie bald sagen: »Ich komme nach Hause.«

Der Weg dahin war allerdings kein leichter. Er erforderte viel Sensibilität und vor allem Disziplin. Jeder einzelne Schritt aber schenkte mir so viel Freude, dass ich nicht aufgab, sondern weiterging.

Was kann ich mir Gutes tun, wenn mein Körper kraftlos ist, ich starke Schmerzen habe? Wie kann ich mir Lebensqualität ans Krankenbett holen?

Zunächst gab Tom mir den Rat, mich nicht mehr gegen meine Schmerzen zu wehren, da sie sich ja ohnehin nicht bezwingen ließen, es sei denn, mit abhängig machenden Medikamenten.

*›Sträube dich nicht, sondern treibe mit dem Schmerz in seiner Strömung. Spüre, was dann geschieht‹*, riet er stattdessen.

›Ich werde es versuchen.‹

Nichts mehr verlangend, um nichts mehr bittend, überließ ich mich dem Schmerz. In einer riesigen Flutwelle riss er mich fort in seine Welt. Gedanken flogen, Bilder flossen, während ich meinen gequälten Körper bis in die letzte Faser spürte, die Matratze, auf der ich lag, das Kopfkissen, die Wärme unter der Bettdecke… Minuten, Stunden, einen Tag, eine Nacht, bis es geschah: Für kurze Momente, wenige Sekunden, spürte ich, wahrhaftig … er lässt nach, er lässt ja nach.

Ich kostete diese kleinen Augenblicke aus, schöpfte Freude und merkte, dass sie in Wogen wiederkamen und allmählich immer länger währten. Mut und Hoffnung keimten auf: Mein Körper arbeitet, er repariert! Wenn er es schafft, schaffe ich es auch.

In den schmerzfreien Phasen, meldete sich auch der Hunger wieder und vorsichtig fing ich an zu essen. Zunächst kleine Häppchen, dann schon ein Brötchen mit Butter und Marmelade, über das ich mich freute, als genösse ich solch eine Köstlichkeit zum allerersten Mal.

Als ich einige Tage darauf, nach dem kurzen Weg von meinem Zimmer zur Toilette, außer Atem war, mein Herz jagte und ich am ganzen Körper zitterte, beschloss ich, etwas für meine Kondition zu tun: Training im Bett! Anleitungen hierfür kannte ich zur Genüge aus den zahlreichen Ratgebern, die ich zur Zeit der Chemotherapie studiert hatte. Bei geöffnetem Fenster stellte ich mir vor, ich würde eine Runde um den See zu Hause laufen. Dabei versuchte ich die einzelnen Bewegungen nachzuempfinden, sah förmlich den Boden unter meinen Füßen, atmete seinen feuchten, erdigen Duft und freute mich über jeden Schritt, den ich vorwärts kam. Ganz instinktiv bewegte ich tatsächlich meine Beine, spannte die Muskulatur an und hatte nach dieser Art von Ausflug das Gefühl, tatsächlich gelaufen zu sein. Ich bekam sogar Muskelkater.

Von diesem Moment an unternahm ich jeden Tag etwas, um wieder fit zu werden: Ich machte isometrische Übungen, ging gedanklich mehrere Runden um den See spazieren, später dann lief ich auf dem Krankenhausflur auf und ab. Außerdem aß ich, sooft ich konnte. Als meine Verdauungsorgane wieder in Ordnung waren und entsprechend mein Nachtschrank mit Leckereien zum Bersten voll, stopfte ich mit Genuss, soviel ich nur konnte, in mich hinein und legte Gewicht zu, glückselig über jedes Gramm. Ich nahm auch wieder meine Vitamine und Enzyme ein, machte Atemübungen und meditierte.

Ich hatte mich wiedergefunden!

Allmählich, ganz langsam ging es bergauf. Ich war besonnen genug, nicht auf den Gipfel zu schauen, sondern nur zum nächsten Schritt, der auf dem Weg hinauf zu bewältigen war.

Weihnachten und den Jahreswechsel verbrachte ich im Krankenhaus, doch ich war darüber nicht untröstlich, da die Freude über meine Fortschritte alles überwog.

Beim täglichen Verbandwechsel, vor dem es mir weiterhin bereits Stunden zuvor bangte, verkroch ich mich immer noch unter die Bettdecke und hielt Augen und Ohren zu, damit ich auch ja nichts mitbekam. Manchmal gab ich dabei Töne von mir, es war eher ein Grunzen als ein Summen. Das Kratzen in der Wunde tat so lange weh, bis sich die Markhöhle mit der Zeit verschlossen hatte. Aber, trotz der täglichen Versorgung wollte das Bein nicht so recht heilen. Die Wunde war stets entzündet und der Knochen begann zu wuchern.

Ich besorgte mir Berge von Fachliteratur, um so viel wie möglich über die Sauerstofftherapie zu erfahren, die ich vor einigen Wochen abgebrochen hatte. Es gibt mir ein Gefühl der Sicherheit, wenn ich die Zusammenhänge zwischen Therapie und Heilung erkennen und verstehen kann. Von der positiven Wirkung der Therapie überzeugt, sah ich in ihr nun eine Chance, den Heilungsprozess in meinem Bein zu beschleunigen. Körperlich wieder fit genug für das Abtauchen, wollte ich diese Chance wahrnehmen und die Sauerstofftherapie nachholen. Jo unterstützte meine Entscheidung, erfreut, dass ich wieder in meinem Element war, Literatur durchforstete und mein Leben organisierte. Mit meinem ganzen Hausstand wurde ich in ein großes Zentrum verlegt.

Dort wurde ich – wie gewöhnlich – zuerst noch einmal gründlich umgekrempelt. Röntgenbilder, MRT, CT, mein Bein wurde genauestens untersucht.

So wie ich es mir mit inneren Bildern ausgemalt hatte, sollte es sich allerdings nicht einstellen, denn ich musste erneut auf den OP-Tisch. Die Entzündung im Bein war massiv. Weder enttäuscht noch verzweifelt, sondern mit der Zuversicht »Diesmal klappt es« ließ ich mich in den OP fahren. Als ich im Aufwachraum die Augen wieder öffnete, stand der Chirurg an meinem Bett und sagte: »Morgen schieben wir Sie samt Bett in die Druckkammer, Sie werden schon sehen, das Bein wird heilen.«

»So dürfen Sie mich jeden Tag begrüßen«, erwiderte ich und schlief wieder ein.

Obwohl ich mich für gewöhnlich nicht an die ersten Stunden nach dem Aufwachen aus der Narkose erinnern kann, ist seine Mut machende Äußerung in meinem Gedächtnis geblieben.

Am Tag danach wurde ich für eine Therapie in der Schmerzambulanz vorgestellt. Häufig sind es Anästhesisten, die den Behandlungsplan ausarbeiten, und auch mich beriet in einem langen Gespräch ein Narkosearzt.

»Was, schon wieder Morphium? Nie und nimmer!«, rief ich zunächst entsetzt, als er mir erklärte, dass er Opioide der dritten Stufe verordnen wollte.

»Die Medikamente werden gemäß einer 3-Stufen-Staffelung, der Art und Intensität des Schmerzes entsprechend, eingesetzt«, erklärte er mir weiter. »Bei leichten Schmerzen verwenden wir nicht-opioidhaltige Schmerzmittel, wie zum Beispiel Aspirin, Paracetamol … bei stärkeren Schmerzen der Stufe II schwache Opioide wie Codein oder Tramadol und bei sehr starken Schmerzen voll wirksame Opioide wie Morphin, Oxycodon oder Fentanyl … und sind Sie in den Händen kompetenter Mediziner, brauchen Sie keine Sorgen zu haben, von Opioiden süchtig zu werden«, fügte er mit Nachdruck hinzu.

Ich erzählte ihm bis ins kleinste Detail, wie ich von dem Zeug abhängig geworden war und einen schier unerträglichen Entzug hatte durchleiden müssen, auch, dass ich die Tabletten im Nachtschrank hatte verschwinden lassen. Nach unserem Gespräch schwor ich mir, nie wieder irgendwelche Therapien eigenmächtig zu verändern oder klammheimlich nicht zu befolgen.

Ich war dankbar für die ausführliche Aufklärung, dass man bei korrekter Dosierung nicht abhängig werden würde, und erleichtert, als ich erfuhr, dass beim Ausschleichen eventuell auftretende Nebenwirkungen mit Zusatzmedikation behoben werden können.

Natürlich sollte man die verordneten Medikamente keinesfalls auf eigene Faust absetzen oder gar »beiseite schaffen«. Trotzdem ist es wichtig, als Patient in einem großen Klinikbetrieb wachsam zu sein, denn in der Hektik ist nicht auszuschließen, dass die Kommunikation zwischen Ärzten, Schwestern, Röntgen- und Laborassistenten nicht richtig funktioniert. Es wurden schon Untersuchungen vergessen oder doppelt ausgeführt, sogar Patienten verwechselt oder auch die falschen Tabletten ausgegeben. Fehler werden überall gemacht und sind menschlich. In einem Krankenhaus allerdings können Fehler verheerende Auswirkungen haben. Deshalb ist eine ruhige Wachsamkeit besser als blindes Vertrauen.

In den ersten Wochen meines Aufenthaltes musste ich zunächst lernen, mich selber vom

System des großen Klinikbetriebes nicht zu meinem gesundheitlichen Nachteil beiseite drängen zu lassen. Die Vorbereitungen zum Abtauchen beispielsweise begannen schon sehr früh morgens. Mit dem Transporter wurde ich auf einer Trage in ein anderes Gebäude gebracht. Da auch noch andere Patienten von überall auf dem ganzen Klinikgelände eingesammelt werden mussten, wurde ich meist schon um halb acht abgeholt, das Frühstück gab es aber erst um acht Uhr. So hatte ich bis zum Mittag nichts im Magen und verlor zunächst wieder an Gewicht. Nachdem ich begriffen hatte, dass kein Ersatzfrühstück gereicht wird, nahm ich üppigen Proviant mit, den ich bereits vertilgt hatte, wenn die Schleuse der Druckkammer zuging. Zu Untersuchungen, die in anderen Gebäuden stattfanden, verstaute ich unter der Bettdecke nebst Getränk und Butterbrot oder Obst, ein Buch, meinen Walkman, dicke Bettsocken und einen Schal, denn nicht selten musste ich stundenlang auf zugigen Korridoren darauf warten, abgeholt zu werden. Wenn der durch die offenen Gangtüren pfeifende Wind meine Bettdecke wegzuwehen drohte, rief ich, bis jemand mich hörte und in eine windgeschützte Ecke schob. Ohne Schal und Socken wäre mir sicherlich bitterkalt geworden, ohne Futterpaket hätte ich bestimmt Hunger gelitten und ohne Musik oder Buch wäre es zweifellos sehr langweilig geworden. Ältere oder schüchterne Menschen und Ausländer, die unsere Sprache nicht gut beherrschen, sind diesem System und seinen Mängeln schutzlos ausgeliefert, dachte ich häufig und hatte oft Mitleid mit Leidensgenossen neben mir auf den Tragen, die stöhnend oder im Halbschlaf weinend nach einer Schwester riefen und stundenlang – bis sie abgeholt wurden – im Gang lagen. Einmal hangelte ich mich von der Trage und gab einem älteren Herrn, der es vor Hunger nicht mehr aushalten konnte, mein Butterbrot. Vorher hatte er mir allerdings versichern müssen, dass er essen dürfe.

So unangebracht wie das Tragen von Ballettschuhen auf einem Rangierbahnhof scheint den kranken Systemen so mancher großen Klinikbetriebe das Erbringen der Fürsorglichkeit zum seelischen und leiblichen Wohl ihrer Patienten. Diese innere Widersprüchlichkeit im Kern eines Gesundheitssystems ist mehr als betrüblich, sie ist furchteinflößend! Natürlich können sich weder Schwestern noch Ärzte über Stunden – außer im OP – einzelnen Patienten widmen. Das ist wahrlich Aufgabe der Angehörigen und Freunde. Aber unappetitliches, ungesundes, ja ungenießbares Essen, stundenlanges Warten und unfreiwilliges Fasten sowie unzulängliche sanitäre Anlagen sind leider Alltäglichkeit. Doch sie sind beileibe keine Instrumente der Pflege, wie der gesunde Menschenverstand sie sich vorstellt und wünscht.

Dank meiner durchlebten Erfahrungen weiß meine Familie um diesen bedauerlichen Zustand und ist sozusagen gewappnet. Als kürzlich meine Oma in ihrem einundneunzigsten Lebensjahr an einer Lungenentzündung erkrankte und in ein Krankenhaus eingewiesen wurde, waren sofort all ihre Söhne, Schwiegertöchter, Nichten, Neffen und Enkel fast rund um die Uhr bei ihr, um sie aufzumuntern, zu verwöhnen und, sobald die Ärzte dies zuließen, zu bewegen und zu motivieren. Der Erfolg dieser liebevollen Zusatzversorgung ließ nicht auf sich warten, denn meine Großmutter konnte schon nach sehr kurzer Zeit als geheilt entlassen werden. Daran dachte ich, als ich mein tägliches Motto für zwei Monate Klinikaufenthalt – ich hatte vierzig Tauchgänge zu absolvieren – prägte: Was kann ich heute Gutes für mich tun? Was können die anderen heute Gutes für mich tun? Die Antwort: Mich mit Musik, viel Lektüre, leckeren Speisen, die meine Familie mitbringt, Gymnastik, Spaziergängen auf dem Gelände und viel Besuch verwöhnen.

Die Wunde in meinem Bein heilte allmählich, die Schwellung war kaum noch zu sehen, ich fühlte mich zunehmend besser. Ich war wieder obenauf … und eines Tages konnte ich die Klinik verlassen. Es ging nach Hause und hinein in den Frühling.

## *Freude*

Ganz langsam ließ ich mich in den Frühling hinausfahren, gerade als er unter der noch zarten Morgensonne erwachte. Meine Augen, farbenhungrig von dem ewigen Weiß der Krankenhausumgebung, konnten sich gar nicht satt sehen. Alles, was sich ihnen bot, sogen sie auf. Das zarte, klare Grün des jungen Laubs, ganze Alleen von weiß und rosé blühenden Kirschbäumen, gelb leuchtende Forsythien, bis an den Horizont reichende, mit Gänseblümchen und Löwenzahn besprenkelte Wiesen.

Leben, Kraft, Energie sprühte es von überall her.

»Mama, Mama, bleibst du jetzt zu Hause?«, rief Sebastian aus dem Fenster seines Zimmers. Dabei lehnte er sich so weit hinaus, dass mir für einen Moment das Herz stehen blieb.

Kaum war ich aus dem Wagen gestiegen,

war er schon unten. Jubelnd begrüßten mich die Kinder.

»Ja, ich bin entlassen!«

»Hurraaaa!«, schrien alle drei zugleich und zerrten an meinen Händen. Sie zogen mich erst ins Haus, dann wieder nach draußen. Jeder wollte zuerst erzählen und zeigen, was er alles gemalt, wo sich was verändert hatte, welch neue Blumen in unserem Garten blühten.

»Mama, der Lavendel ist so groß geworden«, rief mir Lionel strahlend zu.

»Nein, Mama, schau doch mal bei mir, was der Pfefferminzbaum gemacht hat, ganz viele Babys!« Stolz sprang Sebastian von Beet zu Beet und zeigte mir die vielen Ableger seines Pfefferminzkrauts.

»Mama, krieg ich wieder Erdbeerpflanzen?«, fragte Charlotte und zupfte dabei ungeduldig am Ärmel meines Pullovers.

So viel Lärm, lebendiges, überschäumendes, mir fast hektisch erscheinendes Treiben war ich überhaupt nicht mehr gewöhnt. Mir schwindelte und mein Herz raste. Also setzte ich mich erst einmal auf einen Gartenstuhl. »Tischlein deck dich und ein wenig Ruhe, das wünsche ich mir jetzt«, dachte ich laut.

Jo schnappte den Gedanken auf, rief die Kinder zu sich und kurze Zeit später saßen wir alle in der Frühlingssonne an einem herrlich gedeckten Frühstückstisch mit knusprigen, heißen Brötchen und frisch aufgebrühtem Kaffee. Alle erzählten, aßen aber auch und aus dem Tumult wurde allmählich ein munteres Plaudern bei dem ein jeder einigermaßen »gemächlich« seine Lieblingsgeschichte vortragen konnte.

Die Tage darauf waren recht anstrengend und ich musste lernen, mit meinen Kräften zu haushalten. Zunächst wollte ich mich, wie immer, in die Arbeit stürzen, vor allem, als ich die Schranktüren in den Kinderzimmern öffnete: Die Socken waren vertauscht, schmutzige Unterwäsche fand ich hier und da sorgfältig verstaut, denn der Weg zum Wäschekorb ist ja für unsere Kinder unzumutbar weit! Charlotte trug Sebastians T-Shirt, Sebastian Lionels Pullover…

»Oh, es gibt viel zu tun«, murmelte ich. Doch als Jo mich mit einem Stapel Kleidung unter das Kinn geklemmt die Treppen hinaufkeuchen sah, setzte er meinem Aktionismus ein schnelles Ende. Er nahm mir die Wäsche ab und tippte sich dabei mit dem Zeigefinger an die Stirn. Japsend setzte ich mich auf eine Stufe. Jo setzte sich neben mich, kraulte meinen Kopf und meinte: »Ich habe mich daran gewöhnt und kann verstehen, dass du auf der Stelle Ordnung schaffen und alles wieder im

Griff haben möchtest, doch ist es nicht ein klitzekleines bisschen töricht, aufräumen zu wollen, wenn dir nach drei Treppenstufen bereits die Luft wegbleibt? Vielleicht kannst du die alte Regel ›Erst die Arbeit, dann das Vergnügen‹ mal nicht beachten und zuerst etwas für dich tun! Wie wäre es denn mit einem kleinen, zwanglosen Fitnessprogramm?« Er wiederholte mit besonderer Betonung: »Pro – Gramm, Gramm für Gramm Speck auf die Rippen und Muskeln auf den platten Hintern? Ich kann mir vorstellen, dass ausgewogene Ernährung, Bewegung, Atem- und Entspannungsübungen dich wieder fit machen dürften. Hat doch auch in der Vergangenheit immer geklappt, oder? Irmchen wird bestimmt gerne weiterhin täglich im Haushalt mithelfen und wir können dafür auf den Urlaub verzichten. Zu Hause finde ich es sowieso am gemütlichsten, auch mit unaufgeräumten Schränken!« Daraufhin grinste er mich an und ging mit dem Packen Wäsche und ohne auf meine Antwort zu warten, den Toreromarsch pfeifend die Treppe hinauf.

Ganz langsam begann ich die Tage darauf mit einem Aufbautraining. Zunächst nur zehn Minuten auf dem Hometrainer mit anschließenden Dehn- und leichten Gymnastikübungen, die ich jeden Tag um fünf Minuten steigerte, bis ich auf eine gute Stunde kam. Morgens begrüßte ich den Tag, noch bevor meine Familie aufstand, mit einer Auszeit, einem beschaulichen Moment der Ruhe und Stille, dessen beruhigende Wirkung ich über Stunden danach noch spürte. Mein Frühstück bestand aus frischem Obst mit Nüssen. Mittags machte ich mir einen bunten Salat oder eine Gemüsepfanne, nachmittags verwöhnte ich mich mit Kuchen und Kaffee, abends aß ich Vollkornbrot mit schmackhaften, gesunden Zutaten. Mehr denn je achtete ich darauf im Jetzt zu leben, auch bei ganz alltäglichen Tätigkeiten bei der Sache zu sein, ob ich nun Kartoffeln kochte, einen Apfel schälte, mir die Haare föhnte oder die Einkaufsliste erstellte. Ganz und gar im Jetzt zu sein, beruhigte meinen Geist, bremste die Hast, so schnell wie möglich wieder gesund werden zu wollen. Meditationen, für die ich mich mehrmals am Tag für kurze Zeit zurückzog, halfen mir dabei.

Die Wirkung meines Trainings verspürte ich schon nach einer Woche. Ich keuchte nicht mehr beim Treppensteigen. Langsam formten sich meine Muskeln wieder, die Hosen wurden enger. Abends fiel ich nicht mehr schon gegen acht Uhr erschöpft ins Bett. Mein Körper freute sich und ich mich mit ihm, jeden Tag. Am liebsten hätte ich die ganze Zeit nur »Hurra!« geschrien und allen erzählt, wie schön das Leben doch ist. Ich war einfach überglücklich und verkündete dieses Gefühl durch Äußerungen, Singen und Frohsinn, wo ich nur ging und stand. Dass ich damit so manchem auf die Nerven ging, sogar Neid auslöste, wurde mir erst allmählich bewusst, als ich Tuscheleien mitbekam: »Da ist sie gerade aus dem Krankenhaus und geht schon auf ihr Übungsfahrrad«, »Wenn sie die Kinderfrau nicht hätte, würde sie nicht so trällern«, »So wie die ausschaut, könnte man meinen, der fehlt nichts, die macht sich nur einen faulen Lenz im Krankenhaus«. Ich war sehr erschrocken und fragte mich natürlich nach dem Warum. Wie kann es denn sein, dass Lebensfreude und Glücklichsein Missgunst hervorrufen? Findet sich die Antwort hierauf in der Frage, die der neidische Gesunde sich vielleicht stellt: »Wie kann sich denn ein Schwerkranker nur so freuen, wo doch ich bei leichten Kopfschmerzen schon schlechte Laune bekomme? Wie kann jemand, der wochenlang im Krankenhaus gelegen hat, so gesund ausschauen, wohingegen mein Spiegelbild jeden Morgen entsetzt nach Urlaub schreit?«

Meine Freude muss ich nicht rechtfertigen oder verteidigen, überlegte ich, beschloss aber, sie ein wenig mehr im Stillen zu leben. Allerdings nicht aus Rücksicht vor den Neidern, sondern für diejenigen, die mir lieb waren. Würde ich meinen Kindern jeden Tag überschwänglich einreden, wie schön, wie wunderbar, ach so herrlich, märchentraumhaft grün die Wiese und prächtig die Blumen in unserem Garten sind, sähen sie von allein womöglich kein einziges Gänseblümchen mehr. Ich wollte auf keinen Fall Besitz ergreifend jemandem den Platz für Freude streitig machen, aber nicht selten musste ich innerlich schmunzeln, wenn zum Beispiel bei strahlendem Sonnenschein von irgendwem die Klage zu vernehmen war: »Das schöne Wetter hält sowieso nicht an, morgen wird es regnen, da möchte ich wetten, im Radio haben sie jedenfalls Regen vorhergesagt.«

Nun, mein Frohsinn und meine Gelassenheit übertrugen sich mit wohltuenden Auswirkungen auf meine Familie. Jo, der häufig über liegen gebliebenes Spielzeug stolperte und sich prompt darüber aufregte, erkannte, dass ihn das selbst noch mehr ärgerte und das Spielzeug sich davon auch nicht in Luft auflöste. Fortan stieg er darüber, kickte es aus dem Weg oder zitierte die Kinder zum Aufräumen herbei, wenn ihm beispielsweise die Rollschuhe direkt vor der Eingangstür gar zu gefährlich erschienen. Auf jeden Fall ärgerte er sich nicht mehr.

Meine Kinder konnten mich mit Streitereien nicht mehr auf die Palme bringen. Ich ließ sie ihre Kleinkriege alleine ausfechten, mit dem Ergebnis: Sie stritten sich immer seltener!

Erfreut stellte ich eines Tages fest, dass sie anfingen, sich für gesunde Ernährung, Meditation und für ihren Körper zu interessieren. Sie wollten auf einmal alles wissen. Wieso man Fieber bekommt, weshalb sich Schorf auf einer Wunde bildet, warum man eine Gänsehaut bekommt, wie Magen und Darm Pupse erzeugen, welche Aufgabe die Leber hat und so weiter. Manchmal holten wir ein Buch hervor und lasen gemeinsam über solche Dinge. Lionel, der häufig über Kopfschmerzen klagte, begann sie mit Hilfe von autogenem Training zu lindern und stibitzte mir zu diesem Zweck regelmäßig meine Entspannungskassetten. Auch die Essgewohnheiten meiner Bande änderten sich ganz langsam zugunsten der Gesundheit.

Nach ungefähr einem Monat konnte ich schon wieder fast mühelos Treppen steigen, im Haushalt mithelfen und Irmchen entlasten und ganz, ganz vorsichtig mit meinem Fahrrad zum Einkaufen fahren. Ich trug dabei immer noch die Stützschiene, aber ich machte auch schon zaghafte Versuche, ohne sie zu laufen, jeden Tag ein paar Schritte mehr.

Ich weiß noch genau, an einem Montagmorgen, als die Kinder in der Schule waren, entschied ich mich, sie endgültig wegzulegen – nach elf Monaten.

»Das schaffst du jetzt auch ohne«, sagte ich zu meinem Fuß und massierte ihn sanft mit einer duftenden, kühlenden Creme. Und wirklich – ich konnte ohne sie gehen.

*›Das ist allein dein Verdienst‹*, lächelte Tom und klopfte mir auf die Schulter.

»Ja, ich hab's geschafft! Ich hab's geschafft, geschafft, geschafft«, begann ich zu singen und Tränen der Freude strömten mir über das Gesicht.

Inzwischen war auch mein Buch veröffentlicht worden. Mit einem freudigen Jauchzer nahm ich meine ersten Autorenexemplare vom Verlag in Empfang. Ein Buch zu schreiben und einen Verleger zu finden ist gar nicht so einfach. Viele hatten mich gewarnt und gemeint, dass es aussichtslos sei und ich nur Energie, Zeit und Geld verschwenden würde. Ich aber hatte mich nicht beirren lassen und weitergeschrieben, manchmal Tag und Nacht, auch im Krankenhaus, mit einer, so möchte ich sagen, bedingungslos liebevollen Zielstrebigkeit und zugleich Gelassenheit.

Als die Presse begann, darüber zu berichten und Betroffene zu ermutigen, wurde ich zu

Lesungen eingeladen. Zur gleichen Zeit veröffentlichte die Techniker Krankenkasse auf ihrer Homepage meinen Patientenbrief »Entscheiden Sie sich für das Leben« – das war der Grundstein des ersten Buches – und druckte ihn in einer Auflage von zwanzigtausend Stück, so dass er nun alle »Länder der Nöte« bereisen konnte. Mein Wunsch war in Erfüllung gegangen.

Zu meiner ersten Lesung fuhr ich nach Timmendorfer Strand an die Ostsee. Das Mutter-Kind-Kurhaus Lindenhof hatte mich eingeladen, bei der Eröffnungsfeier seines neuen Therapiezentrums aus meinem Buch vorzutragen. Es war an einem sengend heißen Sommertag. Ein großes Festzelt stand auf dem Gelände für die Gäste bereit. Neben den Müttern und ihren Kindern in Kur, kamen viele Gäste aus der Umgebung. Ich war nervös und hatte starkes Herzklopfen. Während ich meine Geschichte erzählte, schaute ich in die zahlreichen Gesichter, die mich anblickten, und sah, dass viele der Zuhörer gerade in der Therapie waren. Ich konnte die Hoffnung, aber auch die Angst der Menschen hier spüren, Gefühle, die ich auch gehabt hatte und wiederum an diesem Tag mit besonderer Vehemenz empfand. Plötzlich kam ich mir irgendwie schäbig vor, unterbrach meine Erzählung und sagte: »Ich lese hier nicht, um Ihnen weiszumachen, dass Sie so leben sollen wie ich und es dann auch schaffen werden. Ich bin medizinisch gesehen nicht über den Berg. Und das werde ich wohl auch nie sein. Aber darum geht es gar nicht; nicht darum, den Krebs zu überwinden, sondern das immense Leid, das mit solch einer Krankheit einhergeht.« Meine Stimme drohte zu brechen, nein, ich wollte jetzt nicht weinen… doch wäre ich dabei nicht allein gewesen.

Die ganze Nacht danach aber hatte ich geweint, und als ich wieder zu Hause war, erzählte ich Jo schluchzend von der Lesung. Bei den nächsten Vorträgen befand ich mich in der gleichen aufgewühlten Gemütsverfassung, so dass ich zuweilen Ohrensausen während des Lesens bekam. Einmal glaubte ich, das Pfeifen käme von der Tonanlage und rüttelte an meinem Mikrophon. Dies jedoch war völlig in Ordnung – nur ich war es wohl nicht. Wackelig und erschöpft nahm ich daraufhin keine Einladungen mehr an und überlegte, ob ich überhaupt weiterhin Lesungen halten sollte.

Die Anrufe häuften sich, von überall her kamen Einladungen. Jo und ich redeten darüber. »Ich hätte damals, als mir die Diagnose verkündet wurde, so gerne jemandem zugehört, der die Statistiken Lügen straft«, sagte ich ihm. »Es ist wohl zur Zeit meine Aufgabe, dies für andere Menschen zu tun.« Wir erklärten dies auch unseren Kindern. Eine große, auf Styropor gezogene Deutschlandkarte wurde in der Diele an die Wand gehängt und alle Städte, in denen die Mama »Vorlesungen« gab, mit buntköpfigen Stecknadeln markiert.

Die Lesereisen führten mich durch ganz Deutschland. Ich gab ein, höchstens zwei Lesungen in der Woche und danach machte ich immer acht Tage Pause. Ich fuhr mit der Bahn und besorgte mir für die langen Zugfahrten eine klangvolle Entspannungskassette.

Die Rheinstraße ist meine Lieblingsstrecke. Eine knappe Reisestunde von zu Hause entfernt, kurz hinter Bonn, geht der Vorhang auf und enthüllt ein je nach Jahreszeit wechselndes, traumhaftes Landschaftsbild entlang des Flusses. Im Frühjahr verwandeln die Kirschbäume hervorspringende Bergfelsen zu schwebenden Wolken aus Blüten, dazwischen leuchten gelbe Rapsfelder, überall Weingärten, kleine Städtchen voller altehrwürdiger Häuser und das Ganze überwacht von majestätischen Burgen – ein wahrhaftiger Genuss, ein Geschenk, von dem ich noch Tage danach zehre. Meine Kinder hören gebannt zu, wenn ich davon erzähle. Sie interessieren sich vor allem für die Burgen und ich male mir aus, wie sie eines Tages mit mir fahren, natürlich mit einem Reiseführer, damit wir auch die Namen der Burgen und deren Geschichte kennen lernen.

Zu Vorträgen in München, Saarbrücken, Heidelberg, Mainz oder Koblenz fuhr ich diese wunderschöne Strecke. Sie wurde mir nie langweilig, und hatte ich von meinem Platz im Abteil diese Aussicht mal nicht, ging ich in den Speisewagen und setzte mich auf die richtige Seite.

Mit der Zeit empfand ich die Lesungen als weniger anstrengend. Nicht, dass sie zur Routine wurden, nein, jeder Vortrag war einprägsam einzigartig. Aber ich hatte nicht mehr das Bestreben, perfekt sein zu müssen – mein altes Strukturmuster, in das ich immer wieder hineintappe –, und außerdem ließ ich die Menschen, während ich ihre Bücher signierte, erzählen, anstatt sie zu fragen, welche Therapie sie bekämen, was für eine Tumorart sie gehabt hätten, ob sie Mistel nähmen oder meditierten und so weiter. Ich hatte das zuvor unbewusst getan, um für mich selber ein Antirückfallkonzept, das mich in Sicherheit wiegen sollte, zusammenzuklauben. Nur klappte das überhaupt nicht. Zusehends wurde ich nervöser, immer bekam ich Angst, wenn jemand ein Mittel nahm, das ich ablehnte, oder wenn jemand etwas für schädlich erklärte, was mir gut bekam. Es war verwirrend – deshalb wohl auch das Ohrensausen. Ich musste endlich erkennen, dass es keine Regel gibt. Bei jedem wirkt es anders. Einige schaffen es, andere nicht. Die Wahrheit ist schmerzhaft: Es gibt kein Patentrezept, weder die Onkologen noch die Nuklearmediziner oder die Spezialisten für komplementäre Onkologie verfügen über ein solches. Der Krebs ist wohl zu intelligent, als dass wir ihn mit bislang bekannten Mitteln nach irgendeinem Schema F kleinkriegen können. Obwohl – dank der modernen Medizin – einige Krebsarten sehr gut therapierbar, ja sogar heilbar sind. Also wünschen wir uns alle eine hochwertige und individuelle Behandlung!

Zahlreiche verzweifelte Anrufe, Briefe und Berichte von Betroffenen, die sich gerade in Therapie befinden, verkünden mir aber größte Verunsicherung: »Warum bekomme ich nur Tamoxifen und keine Chemotherapie, obwohl mein Tumor so groß war?« »Warum werde ich nicht bestrahlt?« »Mein Arzt verschweigt mir, so glaube ich, den tatsächlichen Befund.« »Ich wurde, nachdem die Therapie versagt hatte, wie ein Hund auf die Straße gesetzt.« »Was soll ich denn nur machen, ich will doch nicht sterben!« »Soll ich mich operieren lassen? Ich weiß überhaupt nichts mehr.« »Ich bin austherapiert, sagte man mir

– aber vielleicht gibt es ja doch noch einen Weg?« »Ich bin erst fünfunddreißig, habe einen hormonabhängigen Tumor, und bekam keine Antihormonbehandlung und jetzt habe ich in Knochen und Leber Metastasen! Warum? Warum nur?«

Manchmal sitze ich abends völlig ausgelaugt und erschöpft am Abendbrottisch, weil ich am Tag so viele Schicksale gefühlsmäßig miterlebe. Jo meint dann besorgt, ich müsse zum eigenen Schutz und im Interesse der Familie unsere Daten bei der Telekom austragen lassen. Aber das habe ich bis heute noch nicht übers Herz gebracht, ich kann doch, wenn auch nur am Telefon, vielen verzweifelten Anrufern Mut machen. Natürlich kann ich keine Diagnose stellen und auch keine Therapien empfehlen. Aber ich kann schildern, was ich tun würde: Wenn ich Zweifel hege oder mir scheint, dass sich der Arzt auch nicht wirklich sicher ist, wenn Befunde nicht klar beurteilt werden können oder ich erfahre, dass unterschiedliche Behandlungsmethoden für ein- und dasselbe Leiden empfohlen werden, möchte ich eine weitere Meinung hören. Ich wende mich immer zuerst an spezialisierte Zentren und bitte die Experten um Rat. Manchmal hole ich mir sogar eine dritte, äußerst selten eine vierte oder fünfte Meinung ein. Mit viel Glück steht es dann 3:2 und ich treffe meine Entscheidung.

Jetzt bitte ich den behandelnden Arzt meiner Wahl um einhundert Prozent Einsatz und sichere ihm meine ebenso einhundertprozentige Mitwirkung zu. Habe ich einmal entschieden, stehe ich auch dazu und suche nicht mehr weiter, hinterfrage nicht mehr und surfe auch nicht im Internet auf Suche nach der sechsten bis x-ten Meinung. Von nun an vertraue ich und lasse geschehen.

»Du liebe Güte, was hat man bloß mit Ihnen gemacht!«, rief der Chefarzt entsetzt, als ich ihm nach der Lesung in seiner Klinik beim anschließenden Essen die Geschichte mit meinem Bein erzählte. »Bei Ihnen wurde nur auf MRT-Befund hin operiert? Durch die Nachsorge wurden Sie tödlich krank gemacht! Bei dem Ergebnis möchte man als Arzt ja am liebsten das Handtuch werfen.«

»Ganz so ist das nicht«, entgegnete ich. »Ich hatte ab und zu Schmerzen im Schienbeinknochen, deshalb ist überhaupt ein MRT gemacht worden.«

»Ja, dass Knochenmarksfibrosen wehtun, ist bekannt. Wir sehen übrigens nach hochdosierten Chemotherapien immer häufiger diese ödemartigen Veränderungen in den Knochen. Und – wer hat dann entschieden zu operieren?«, fragte er weiter.

»Die Orthopäden.«

»Wieso Orthopäden? Onkologen müssen mit den Radiologen auf suspekte Knochenbilder bei Krebspatienten schauen. Die haben doch die meiste Erfahrung. Und weshalb sind sie nicht ins Tumorzentrum gegangen, dorthin, wo man den Krebs behandelt hat?«

»Weil ich glaubte, ein orthopädisches Problem zu haben, und ich die Ärzte auf der Orthopädie bereits kannte. Außerdem hatte man mich gar nicht mehr nach Hause gehen lassen – und ...«

»So ein Quatsch!«, unterbrach er mich, wütend werdend. »Wenn ein Verdacht auf Metastasen besteht, haben Sie Zeit für eine Zweitmeinung. Zeit, um alles in Ruhe mit den Ärzten und der Familie besprechen zu können. Immer wieder lassen sich Patienten Angst machen.«

»Heute weiß ich das auch, aber damals... ich solle doch an meine Kinder denken, hatten sie mir gesagt.«

Kopfschüttelnd und gleichzeitig betroffen schaute mich dieser Arzt an. »Sie sind das typische Opfer unserer übertriebenen apparativen Nachsorgediagnostik, aber das wird sich ja Gott sei Dank mit der Einführung der neuen Programme bald ändern. Nachsorge durch bildgebende Verfahren, wie Ultraschall der Bauchorgane, Röntgen der Lunge oder Knochenszintigraphien wird es bald nicht mehr geben. Labortechnische Diagnostik wird ebenfalls wegfallen, dann hört auch der Unfug mit den Tumormarkern endlich auf!«

»Da habe ich aber ernsthafte Zweifel« wandte ich ein. »Ich bekomme E-Mails von Betroffenen, die berichten, dass sie um jeden Überweisungsschein für eine Nachuntersuchung kämpfen müssen. Es herrscht zur Zeit unter vielen Medizinern die Meinung, dass bei Brustkrebspatientinnen eine routinemäßige Nachuntersuchung, so wie sie einstmals vorgeschrieben war, nicht mehr notwendig sei. Die Begründung für diesen Rückzug nimmt uns Krebspatienten, vor allem denjenigen mit schlechteren Prognosen, jede Hoffnung. Es wird nämlich argumentiert, dass das frühzeitige Behandeln eines Rückfalls in der Regel nicht zur Lebensverlängerung führt. Im Gegenteil, die Lebensqualität der Frauen soll sich sogar verschlechtern durch das ›verfrühte‹ Wissen und die damit verbundene seelische Belastung. Das würde also bedeuten: Man gehe erst zum Arzt, wenn er wirklich wehtut, der Krebs. Bekanntlich ist es dann aber oft schon zu spät, oder?«

»Nein, das kann man nicht so pauschal sagen. Die neuen Programme halte ich für äußerst wichtig, denn Qualität soll und muss auch in der Medizin gesichert sein, schauen Sie sich Ihre Geschichte an …«

»Richtig, was mir passiert ist, darf anderen nicht widerfahren.« fiel ich ihm ins Wort. »Aber ich habe große Bedenken bei der Einführung eines standardisierten Vorgehens nach Schema 08/15. Ich hielte es für viel besser, wenn Brustkrebspatientinnen mit einem hohen Rückfallrisiko auch in Zukunft die Möglichkeit hätten, zu den bisher üblichen Nachuntersuchungen zu gehen.«

Er stimmte mir insofern zu, dass es stets individuell entschieden werden müsste. Eine ausgewogene, qualitätsgesicherte und faire Behandlung unter Berücksichtigung der individuellen Erkrankung müssen Inhalt und Ziel der neuen Programme sein.

Ich musste an die Worte meines behandelnden Onkologen im Westdeutschen Tumorzentrum in Essen, Herrn Professor Seeber, denken. Er sagt, dass in vielen Fällen eine rechtzeitige Therapie, sei es durch Operation, Bestrahlung, Hormon- oder Chemotherapie, ein Leben erheblich verlängern kann. Und das nicht nur um Monate, sondern nicht selten sehr viele Jahre!

Gleichzeitig dachte ich an all die Menschen, die schon sehr lange mit Metastasen leben und mir berichten, dass es ihnen sogar richtig gut geht. Ich spürte eine warme Welle liebevoller Gedanken heranrollen, Liebe, Mut, Hoffnung, und ich lächelte innerlich.

## *Abwehr*

Immer häufiger wurde ich zu Kongressen, Symposien oder Seminaren eingeladen, um aus meinem Buch zu lesen und von meinen Erlebnissen zu erzählen. Diesen Veranstaltungen fieberte ich regelrecht entgegen, da auch Onkologen, Gynäkologen, Psychologen, Ärzte für komplementäre Medizin und Ernährungswissenschaftler Vorträge hielten. Im Anschluss an das Programm konnte ich meist lange Gespräche mit den Referenten führen und viele Fragen stellen.

Bei einer Veranstaltung in Saarbrücken, war ich als Dritte mit meinem Vortrag an der Reihe und hörte dem Referenten vor mir aufmerksam zu. Er sprach über die Ernährung:

»Das Entscheidende beim Essen und Trinken, gerade auch bei Krebs, ist die Freude und der Genuss. Erhalten Sie sich diese Lebensfreude oder gewinnen Sie sie neu.« Diese einleitenden Worte waren mir schon sehr sympathisch, denn auch ich esse und trinke gerne, was mir schmeckt und Freude bereitet. Der Vortrag ging weiter und ich wartete auf das große Aber. Nun, es kam nicht. Verboten wurde eigentlich nichts, stattdessen hieß es: »Von dem Zuviel, wie tierisches Fett, Süßes, rotes Fleisch, Gegrilltes, Gepökeltes und Alkohol, ein bisschen weniger und dem Zuwenig, wie Obst, Gemüse, Salat, Vollkornprodukte, ein bisschen mehr.« Gleichzeitig wurde vor den hoch gepriesenen, einseitigen Krebsdiäten gewarnt, die sogar schädlich sein können.

Die Ernährung sollte der individuellen Situation angepasst sein und im wahrsten Sinne des Wortes ein gutes Gefühl im Bauch hervorrufen. Ganz genau, dachte ich, während der Chemotherapie hatte ich nur wenig Obst essen können, weil es mir, wie auch Gemüse und Vollkornprodukte, Magenschmerzen bereitete. Damals hatte ich Weißmehl vorgezogen und kalorienreich gegessen, um nicht weiter abzunehmen – eigentlich völlig ungesund und doch, zu der Zeit, gerade richtig für mich.

Bis hierhin war mir alles bereits bekannt, doch als der Ernährungswissenschaftler ins Detail ging, lieh ich mir schnell einen Stift von meinem Nachbarn und machte eifrig Notizen auf den Rückseiten meiner Vortragsblätter:

»Antioxidantien wie Vitamine, Mineralien und sekundäre Pflanzenstoffe – reichlich in Obst und Gemüse vorhanden – schützen vor Krebs, denn sie können die Erbsubstanz schädigenden freien Radikale neutralisieren. Etwa hunderttausend Angriffe durch freie Radikale muss jede einzelne Körperzelle jeden Tag abwehren! Wenn man bedenkt, dass unser Körper aus ungefähr siebzig Billionen Körperzellen besteht …«

Wahnsinn, ich rechnete und versuchte mir vorzustellen: Sieben Millionen Billionen Angriffe, das sind … neee, die Benennung dieser Zahl überlasse ich einem Astronomen.

»Distelöl ist bei Brustkrebs nicht zu empfehlen, es erhöht die Östrogenproduktion und kann das Krebsrisiko steigern.« Das wusste ich nicht. »Am besten eignen sich Rapsöl und Olivenöl.« Olivenöl? Prima, unser Standardöl, das habe ich ja gleich nach der Muttermilch bekommen. Meine Eltern haben eine Vorliebe für die südeuropäische Küche.

»Tomaten, reich an Lykopin, dem Pigment für die rote Farbe, und daher sehr wirksame Radikalefänger, sind noch effektiver, wenn sie gekocht, also zu Suppe, Saft oder Sauce verarbeitet sind.« Super, dann liege ich mit meinen in Ketchup schwimmenden Nudeln ja goldrichtig, schmunzelte ich.

»Grüner Tee hat eine hohe Konzentration

an Flavonoiden, diese Stoffe verleihen Gemüse- und Obstsorten die jeweilige Farbe. Er sollte bevorzugt getrunken werden, schwarzer Tee ist aber auch nicht schlecht.« Schwarzer Tee, ja, den trinke ich becherweise jeden Morgen. Mit grünem Tee bin ich übersättigt und kann ihn zur Zeit nicht riechen.

»Knoblauch, Zwiebeln und Lauch erhöhen wegen ihres Wirkstoffs Allicin die Aktivität der natürlichen Killerzellen, die ebenfalls in hohem Maße für die Krebsabwehr verantwortlich sind.« Hmmmm, Knoblauch auf getoastetes Brot geraspelt und darüber kühles Tomatenmark aus der Tube. Das Wasser lief mir im Munde zusammen.

»Soja, hier spielen die so genannten Phytoöstrogene oder Isoflavone eine wichtige Rolle, hat sogar eine krebsvorbeugende Wirkung. In Japan ist daher das Brustkrebsrisiko um das Fünffache niedriger als bei uns.« Werde ich nehmen, aber in Form von Kapseln. Und natürlich mit dem O.K. des Onkologen. Sojaprodukte sind nicht so mein Fall, sie schmecken alle ein wenig nach Moder.

»Zwei bis drei Esslöffel Leinsamen täglich, am besten geschrotet, bieten in idealer Weise Ballaststoffe, zudem enthält Leinsamen hohe Konzentrationen an Phytoöstrogenen.« Rühre ich schon seit Jahren in meinen nächtlichen Joghurt. Er erhält dadurch einen besonderen Nussgeschmack.

»Alkohol! Frauen, die täglich dreißig Gramm oder mehr an Alkohol zu sich nehmen – das sind drei Gläser Wein oder zwei Flaschen Bier –, haben ein um vierzig Prozent höheres Risiko, an Brustkrebs zu erkranken als Frauen, die nicht trinken. Alkohol greift in den Hormonhaushalt ein und führt zu einer gesteigerten Produktion des Östrogens.« Also sollte mir das eine Gläschen Wein ab und zu ja nicht schaden.

Ich schrieb immer schneller, um auch ja nichts auszulassen.

»Grundsätzlich gilt die Faustregel: Fünfmal am Tag Obst und Gemüse in kleinen Portionen, damit unser Körper möglichst rund um die Uhr mit Vitaminen, Spurenelementen und sekundären Pflanzenstoffen versorgt wird. Von hohen Gaben einzelner isolierter Vitamine rückt man wieder ab, besser ist die Kombination von natürlichen Vitaminen, sekundären Pflanzen- und Mineralstoffen über eine vernünftige Ernährung. Vitaminpräparate werden in Absprache mit dem Arzt nur den Patienten empfohlen, die sich in Therapie befinden oder wegen ihrer Erkrankung nicht mehr alles essen können. Hohe Mengen von Eisen und Vitamin B 12 sollten möglichst nicht in den Vitaminpräparaten enthalten sein, denn sie können das Krebswachstum begünstigen.« Das war mir neu!

Meine Schrift wurde immer kleiner und gerade rechtzeitig, als kein Weiß mehr auf meinen Manuskriptrückseiten zu finden war, beendete der Referent seinen Vortrag und ich war an der Reihe.

Mein Zug würde erst in einer halben Stunde abfahren. Im Strom der Reisenden, mit meinem Rollkoffer im Schlepptau, begab ich mich in das geschäftige Treiben, das immer an großen Bahnhöfen herrscht. Ich mag Bahnhöfe, den typischen Geruch, das Quietschen der ein- und ausfahrenden Züge, die hallenden Lautsprecheransagen, Verkünder ärgerlicher Verspätungen oder Kundgeber verlockender Reiseziele, das bunte Bild von Menschen unterschiedlichster Nationalitäten und aller Generationen, die kleinen Verkaufsstände inmitten der Gänge, die Geschäfte links und rechts... An einem kleinen Stehcafé machte ich Halt und gönnte mir einen Milchkaffee. Ich freute mich schon auf die Zugfahrt entlang der Mosel, an diesem strahlenden Sommertag.

Das Abteil war voll besetzt und miefig, die Gepäcknetze voll belegt und ich hatte Mühe, meine Sachen zu verstauen. Kurz entschlossen suchte ich das Restaurant auf. Während ich die Speisekarte studierte, meldete sich mein Handy.

»Mama, bist du im Zug?«

»Hei Lionel; richtig.«

»Wo bist du gerade, ich meine, in welcher Stadt?«

»Ich verlasse gerade Saarbrücken und es geht jetzt Richtung Norden.«

Ach ja, stimmt, heute Abend liest du in der Klinik für Naturheil – hm, Na-tur-hei-l – na, sag schon, Mama.«

»Naturheilmedizin oder, wie die Fachleute sagen, komplementäre Onkologie.«

»Bist du im Speisewagen?«

»Ja, woher weißt du das?«

»Ich kenne mittlerweile die Hintergrundgeräusche, du bist fast immer im Speisewagen und frisst.«

»Lionel!«

»Ja, stimmt doch. Und – schmeckt's?«

»Ich suche gerade aus und ...«

Die Verbindung brach zusammen.

Ich bestellte mir einen großen Salat und eine Apfelschorle. Eigentlich ernähre ich mich richtig gesund, dachte ich. Seit ich die chronische Entzündung im Knochen hatte, achtete ich mehr denn je auf eine ausgewogene Ernährung, denn mein Abwehrsystem war nun besonders gefordert. War eine Erkältung auch nur im Anflug, meldete sich sofort mein Bein durch pochende Schmerzen und ich musste Antibiotika nehmen. Die wiederum brachten meine Darmflora durcheinander und verursachten Pilze. Zu Anfang hatte es mich einiges an Überwindung gekostet, auf Süßigkeiten zu verzichten, aber inzwischen fiel es mir leicht, Zwischenmahlzeiten durch Obst oder Gemüse zu ersetzen. Während ich mir früher mal so nebenbei den einen oder anderen Schokoriegel reingezogen hatte, freute ich mich jetzt auf eine knackige Möhre oder ein Vollkornbrötchen. Mich gelüstete es einfach nicht mehr nach süßer, klebriger Masse, vor allem dann nicht, wenn ich beschäftigt war.

Heute esse ich lieber frische Früchte mit Nüssen, häufig bereits zum Frühstück. Kuchen oder köstliche Schokoladentrüffel sind nicht völlig verbannt, im Vergleich zu früher aber genieße ich sie ganz bewusst und in Maßen.

Nach dem herrlichen Salat bestellte ich mir noch ein Stück Apfeltorte mit viel … äh … hm … Schlagsahne! Bewegung nach diesem Lukullusmahl würde mir ein langer Spaziergang heute Abend vor meiner Lesung verschaffen.

Fast alles, was ich vorhin über Bewegung gehört hatte, war mir bereits bekannt: »Sport kann auch vor Krebs, vor allem Brustkrebs schützen«, hieß es, »und das Risiko eines Rückfalls bedeutend verringern. Frauen, die regelmäßig mindestens vier Stunden in der Woche sportlich aktiv sind, mindern ihr Risiko, an Brustkrebs zu erkranken, um 37 Prozent.« Dass der Prozentsatz so hoch ist, hätte ich nicht gedacht. Wie wichtig Bewegung ist, war mir schon im Krankenhaus deutlich geworden. Die tägliche Bettgymnastik hatte mich ungemein gestärkt, nicht nur in der Muskulatur und der Kondition, sondern auch in Gemüt und Appetit, also in der Lebensfreude.

Ein Bewegungsprogramm ist fester Bestandteil meines Tagesablaufs. Wegen der Bruchgefahr meines Schienbeinknochens kann ich leider nicht mehr – wie noch nach der Chemo – in der freien Natur um den See nahe bei unserem Haus herumjoggen. Ich habe mir einen so genannten Crosser gekauft, ein Ganzkörper-Übungsgerät, das die Knochen und Gelenke nicht beansprucht. Bei den Übungen höre ich Musik und kann aus einem großen Fenster schauen und den See in einiger Entfernung sehen. Wenn ich mal keine Lust oder Zeit zum Trainieren habe, dann mache ich mir auch keine Gedanken darüber. Grundsätzlich aber bin ich ziemlich diszipliniert und befolge meinen Vorsatz: ausgewogene Ernährung und einmal am Tag Bewegungstraining, weil ich dadurch Selbstsicherheit, Energie und Freude als Dankeschön zurückerhalte.

Die Klinik für Naturheilmedizin, umsäumt von ehrwürdigem Baumbestand und grünen hügeligen Wiesen, lag am Rande eines verschlafenen Örtchens. Sie wirkte auf den ersten Blick heimelig. Auch bei näherer Betrachtung von innen verströmte sie eine gewinnende, besänftigende Anmut, wie ich sie in Spitälern bislang nie empfunden habe. Farbenfroh und gemütlich eingerichtet, verkündete sie nichts von steriler Funktionalität, obwohl auch hier standard- und routinemäßig Chemotherapien durchgeführt wurden und sich hinter den vielen Türen im Erdgeschoss Untersuchungsräume befanden.

Diese Klinik hat sich die komplementäre Onkologie auf die Fahne geschrieben. Das bedeutet, dass die Patienten zusätzlich nach den Erkenntnissen der Naturheilkunde therapiert werden. Das Konzept ist ganzheitlich ausgerichtet. Ernährung, körperliche Ertüchtigung, psychoonkologische Betreuung, Entspannungstraining und Zusatztherapien mit Vitaminen, Spurenelementen, Enzymen, Mistelextraken und Thymuspeptiden bilden die tragenden Säulen. Auch die Hyperthermie kommt vielfach zum Einsatz, bei der man sich die Tumorzellen eigene Wärmeempfindlichkeit zunutze macht. Ziel der Klinik ist es, die Lebensqualität der Patienten durch die zusätzlichen Behandlungswege und das Erlernen von individuellen Bewältigungsstrategien zu verbessern, wenn nicht sogar erst herbeizuführen und gleichzeitig das Immunsystem zu stärken.

Viele Patienten kommen hierhin, wenn sie, von der modernen Medizin als austherapiert, mit den Worten »Regeln Sie Ihre Angelegenheiten und gönnen Sie sich noch eine schöne Zeit« nach Hause geschickt werden. Und sie erzählten mir, dass es ihnen insgesamt schon so sehr viel besser gehe und sie wieder hoffen würden. Eine an Eierstockkrebs erkrankte Frau mit Metastasen in Leber und Lunge sagte mir: »Wir brauchen Hoffnung, gerade wenn es düster um uns wird, gerade dann, wenn die Prognose besonders schlecht ist; Hoffnung ist ein Lebenselixier, mit ihr können wir abends wieder schlafen und mögen morgens wieder aufstehen, nur so bekommt alles wieder einen Sinn... Und glauben Sie mir, man hatte meinen Fall schon längst abgeschrieben – nun komme ich im vierten Jahr hierher.«

Zu der Lesung kamen so viele Zuhörer, dass noch Stühle aus dem ganzen Haus zusammengetragen werden mussten. Mir wurden viele Fragen gestellt, was ich zusätzlich an Vitaminen und Enzymen nähme, ob ich Mistel und Thymus spritzte ...

Auf der Fahrt nach Hause ging mir ein Gedanke fortweg durch den Kopf: Unentbehrlich, ja lebensnotwendig ist diese Art von Klinik für lebensbedrohlich Erkrankte. In unserem heutigen System wird die Kluft zwischen individueller, menschlicher Behandlung und der wissenschaftlich-statistisch begründeten Apparatemedizin wohl immer größer werden. Die Anzahl der Betten in Krankenhäusern wird immer mehr abgebaut, das Personal reduziert. Viele Kliniken müssen bald die Pforten schließen – aber die Kranken sind nicht weniger geworden. Die Dauer eines Krankenhausaufenthaltes – im Fachjargon Verweildauer – wird durch die so genannte Schlüsseleinführung drastisch reduziert, bei Blinddarmoperation gibt es einige Tage, bei Operation am offenen Herz ein paar Tage mehr, bei einem einfachen Beinbruch – wer weiß? Und wir Schwerkranken müssen uns in Zukunft zu Hause weiter pflegen oder pflegen lassen. Chemotherapien werden schon heute fast nur noch ambulant durchgeführt, für manche ein Segen, für andere aber ein Gräuel, weil bei plötzlich auftretenden Nebenwirkungen in der Nacht, am Wochenende oder an Feiertagen, der Dienst habende Arzt im Ort – und der kann Hautarzt sein – völlig überfordert ist und nicht helfen kann.

Und was geschieht mit der naturheilkundlichen, der komplementären Medizin? Sie muss eine Zukunft haben!

Ich dachte an die Zeit zurück, als mich die Onkologen mit den Worten verabschiedeten: »Sie sind jetzt erst einmal gesund. Die Therapie ist beendet. Sie können nach Hause gehen und weiterleben wie bisher. Ihr Immunsystem stabilisiert sich schon von allein.« Neben einer Gürtelrose bekam ich Angst vor einem Rückfall. So leben wie bisher? Leicht dahingesagt und bestimmt auch ehrlich gemeint, aber das ging nicht mehr. Früher hatte ich mich nicht um meine Gesundheit gekümmert und Krebs bekommen, jetzt wollte ich etwas dafür tun, ihn abzuwehren. Ich wollte mein Immunsystem stärken, das war für mich eine logische Schlussfolgerung, ein Muss! Lange Zeit musste ich suchen, bis ich einen Arzt fand, der mich an die Hand nahm und sich um mich, meine Ängste und vor allem mein geschädigtes Immunsystem kümmerte. Er erstellte für mich ein Programm, das aus drei Therapieelementen bestand: Mistel, die ich mir selbst spritzen durfte, Vitamine und Enzyme. Mit diesem Programm, das ich mit Meditationen, Bewegung und ausgewogener Ernährung unterstützte, fühlte ich mich sicherer. Ich traute mich wieder zu leben.

Damals bekam ich die unterschiedlichsten Meinungen von Experten zu dieser Therapie zu hören – der Zusammenhang zwischen Immunsystem und Abwehr von Krebszellen ist bis heute noch nicht geklärt – doch ich ließ mich von dem Glauben, dass sie mir gut tut, nicht abbringen, denn sie tat mir gut. Natürlich hatte ich mich auch ab und zu gefragt, ob es denn sinnvoll war, mein Immunsystem auf Teufel komm raus zu stimulieren, wenn vielleicht Millionen von Killerzellen den Krebs gar nicht als Feind erkennen können. Zumindest aber werde ich nicht so schnell einen Schnupfen bekommen und mich von den Kindern weniger häufig anstecken lassen, beschwichtigte ich meine Zweifel. Und vielleicht – mit etwas Glück – verhelfe ich meinen Zellen dadurch ja doch, den Krebs aufzuspüren.

Mein Immunsystem hatte sich ganz langsam erholt, und obwohl ich auch heute nur halb so viele weiße Blutkörperchen habe wie eigentlich erforderlich, befällt mich zu meinem Erstaunen viel seltener eine Erkältung als früher.

Viele Krebskranke berichten mir, dass ihnen von Freunden und Bekannten alle nur erdenklichen Kräuter, Pillen, Mixturen, Tinkturen, Tees und die wundersamsten Apparate empfohlen werden. Solch verheißungsvolle Hinweise hatte auch ich erhalten: »Du, ich habe gehört, dass die Tante von Soundso, sich das Präparat X aus Russland bestellt hat und es hervorragend wirkt. Das musst du dir auch besorgen«; »In Amerika verbreitet sich die

These, dass Parasiten Krebs hervorrufen. Wenn du dich ihrer entledigst, soll auch der Krebs weggehen«; »Manche Tiere bekommen keinen Krebs, jetzt wurde der Stoff, den diese Tiere im Körper haben, hergestellt«, und so weiter und so fort. Ich wollte die gut meinenden Ratgeber nicht einfach mitten im Satz abwürgen und schaltete bei solchen Tipps auf das Programm: in ein Ohr rein, aus dem anderen raus. Aber so manche Rezeptur war dermaßen hanebüchen, dass ich dem Schreianfall nahe war.

Während meiner Behandlungen und auch danach habe ich keine Anhaltspunkte dafür finden können, dass die Schulmedizin oder die Pharmaindustrie sich der Erforschung heilversprechender neuer Wirkstoffe und Methoden widersetzen oder sich gar dagegen verschworen hätten. Im Gegenteil, die Tumorärzte freuen sich von Herzen über jeden Mut machenden Erfolg und die Pharmakonzerne drängeln regelrecht auf Erprobung und amtliche Zulassung ihrer Forschungsergebnisse. Sie entsenden Biologen in entlegene Urwälder, um Heilkräuter und Wurzeln, die einheimischen Heilerinnen, Schamanen und Medizinmännern schon seit Urzeiten bekannt sind, wissenschaftlich zu untersuchen.

Es sind auch Fälle bekannt, in denen ein vom Arzt verabreichtes Scheinmedikament mit dem Hinweis auf mögliche Wirksamkeit, garantiert ohne jegliche Nebenwirkungen, Wunder bewirkt hat. Hoffnung und Glaube des Patienten haben dem Medikament, selbst wenn es nur eine Brot- oder Zuckerpille war, diese Wirkung verliehen. Diese Form von experimenteller Behandlung ist unschädlich und zudem kostenlos, wenn sie unter klinischen Bedingungen durchgeführt wird.

Deshalb betrachte ich die zahlreichen auf dem Markt angebotenen, Heilung versprechenden Mittelchen und Methoden, für die sehr, sehr viel Geld direkt vom Betroffenen verlangt wird, die aber kein niedergelassener Arzt empfiehlt oder verordnet, mit äußerstem Argwohn. Die Scharlatane sind überall und voller List und Tücke! Ich finde es grausam, schamlos und unsagbar traurig, dass mit der Todesangst der Menschen Geschäfte gemacht werden. Sie werden dadurch nicht gesund, sondern nur mittellos. Mit Gruseln und Abscheu denke ich noch an den »Professor«, der mich nach der Veröffentlichung meines ersten Buches anrief und mir vorschlug, in meinen Lesungen Betroffene von den bahnbrechenden Behandlungsmethoden seiner Spezialklinik auf Teneriffa zu überzeugen. Wenn dein Verfahren so bahnbrechend ist, dachte ich, dann wird die Insel in Kürze über eine Klinik mit Millionen Betten verfügen, und wenn das Stadion des Teneriffa-Fußballclubs erst einmal zur ersten von dreihundertfünfundsechzig weiteren Rehabilitations-Parkanlagen umgestaltet worden ist, wird das auch ohne meine Fürsprache weltweit bekannt werden. Gratisflüge und Urlaube auf der sonnigen Insel sollten meine Belohnung für erfolgreiche Vermittlung sein. Pfui Teufel noch mal aus zweierlei Gründen! Der zweite Grund ist: Dieser Scharlatan hat mein Buch nicht verstanden!

Fast drei Jahre lang spritzte ich mir das Mistelpräparat, nahm Enzyme und Vitamine, bis mir mein Körper eines Tages das Gefühl gab, ich benötige das nicht mehr.

Heute spüre ich, dass ich allein durch meine Lebensweise mein Immunsystem gut behandele. Nach einem langen Gespräch mit Herrn Professor Beuth, dem Leiter des Instituts zur wissenschaftlichen Evaluation (Ergründung und Bewertung) naturheilkundlicher Verfahren an der Universität zu Köln, wurde ich dann doppelt beruhigt. Professor Beuth ist der überzeugenden Meinung, dass solche Zusatztherapien nur zu der Zeit wirksam, also sinnvoll sind, wenn der Patient sie dringend benötigt: während und direkt nach der Therapie.

Die komplementäre Onkologie – so behaupte ich – muss nicht nur fortbestehen, sondern noch viel mehr Verbreitung finden, denn die Ergebnisse ganzheitlichen Heilungsdenkens – das heißt, neben der modernen Tumormedizin, naturheilkundliche Therapien einzusetzen und Körper und Seele in Einklang zu bringen – sind einfach nicht mehr wegzuargumentieren und in der Kombination vielleicht der einzig richtige Weg. Zwar würde ich bei einem Rückfall immer das Tumorzentrum aufsuchen, aber ganz sicher auch, in Absprache mit meinem behandelnden Onkologen, den Rat der Experten auf dem Gebiet der komplementären Onkologie suchen.

Wir können nur hoffen, dass die Politik sich nicht eines Tages dagegen entscheiden wird, und … die Töne meines Handy rissen mich aus den Gedanken.

»Mama, meine Badehose hat ein Riesenloch«, rief mir Sebastian ins Ohr.

»Wieso, die ist doch ganz neu!«, antwortete ich.

»Ja, ich weiß, aber auf der Riesenrutsche hat's sie zerfetzt. Die Schweißnähte sind nicht richtig glatt und daran ist meine Hose zerrissen. Wir waren nämlich mit Irmchen schwimmen.«

»Und jetzt?«, fragte ich, gedanklich gar

nicht so richtig beim Thema zerfetzte Badehosen.

»Mama, in einer Woche machen wir Urlaub in Holland, schon vergessen? Und da brauch ich doch eine Badehose!«

»Oh, in einer Woche schon? Gut, jetzt mach dir mal keine Sorgen, das Problem werden wir schon lösen.« Sebastian wollte mir nun am liebsten alle Einzelheiten des Badespaßes schildern, doch ich unterbrach ihn: »Gleich bin ich zu Hause, dann kannst du mir alles genau berichten, wir sparen jetzt an Telefonkosten für die neue Badehose, ja?«

Wir hatten vor, drei Wochen Campingurlaub an der Nordsee zu machen. Urlaub, magisch, darauf freute ich mich riesig.

## *Weiblichkeit*

Ich hörte von fern das Rauschen des Meeres, kreischende Möwen und direkt über mir den Wind, der dicke Wassertropfen aus den Baumwipfeln schüttelte und sie mal einzeln, mal in Salven auf das Dach unseres Wohnwagens platschen ließ. Ab und zu trippelte ein Vogel auf dem Dach herum. Mir fröstelte. Es war noch zu früh, zu kalt und zu klamm, um aufzustehen. Lieber warten, bis Jo aufsteht, die Heizung anstellt und mich später mit einem heißen Tee, vielleicht sogar mit knusprigen Brötchen aus den Federn lockt? Hm, jaaa. Ich zog die Bettdecke bis unter das Kinn und rollte mich für ein weiteres Schläfchen zusammen, lauschte noch kurz, ob meine Brut im Zelt nebenan denn auch wirklich schlief. Es schien so, herrlich, kein Laut, alle mucksmäuschenstill. Ich schlief wieder ein.

»Mama, Mama, gehen wir heute schwimmen?«, rief Sebastian, putzmunter und schon fast drängelnd, als er durch die Schiebetüre meines Schlafabteils lugte.

Ich reckte und streckte mich. »Wie, bei dem Wetter? Keine zehn Pferde kriegen mich da ins Wasser«, gähnte ich ihn an.

»Wieso, Mama, die Sonne scheint doch.« Sebastian krabbelte zu mir in die Koje und ließ die Rollos hochschnellen. »Siehst du?«

»Nein, ich sehe gar nichts«, lachte ich und kniff geblendet die Augen zusammen. – »Schönes Wetter nach sieben Regentagen, dann nichts wie raus aus der Falle!«

Der Himmel sah tatsächlich vielversprechend blau aus. Petrus herausfordernd, stellten wir den Tisch auf die noch nasse Wiese und frühstückten in der warmen Morgensonne. »Mit eurem Badespaß könnte das heute tatsächlich was werden«, meinte Jo.

»Juhu, juhu!«, riefen alle drei zugleich. Dabei kippte Sebastian mit dem Stuhl hintenüber ins feuchte Grass. »Guter Abgang, der kürzeste Weg zur Badehose«, griente er, als er sich aufrappelte und dabei den Kopf massierte.

»Brrrrr, ist das kalt!«, rief ich bei meinem zaghaften Versuch, den großen Zeh ins kühle Nass zu stecken. Es war bereits Mittag und das Schwimmbecken auf dem Campingplatz brechend voll mit kreischenden Kindern und Jugendlichen, dazu dröhnende Musik aus der Poolbar. Auf der Wiese auf einigen Liegen, ölten sich Erwachsene. Eine Dunstglocke aus Kokosnuss-, Schweiß- und Frittierölgeruch hing in der Luft. Jo hat es gut, dachte ich, er liegt jetzt im Halbschatten auf dem Liegstuhl am Wohnwagen und liest ein Buch. Er meidet Campingplatz-Schwimmbäder wie der Teufel das Weihwasser… sollte ich besser auch!

»Mama, jetzt komm endlich rein, es ist total warm!«, rief mir Lionel, dessen Lippen schon dunkelblau angelaufen waren, zu.

»Komm, Mama, du kriegst auch den Dalmatiner«, bettelte Charlotte. Ihre Lippen wechselten gerade von Rosablau zu Lila. Bibbernd stieg sie aus dem Wasser und drückte mir das glitschige Badetier in den Arm.

Umständlich bestieg ich vom Rand des Beckens den wieder im Wasser platzierten, wackligen Aufblasköter. Mir war hundekalt. Meine Kinder konnten sich vor Lachen kaum noch halten. Sebastian saß natürlich der Schalk im Nacken. Ohne dass ich es bemerkt hatte, war er abgetaucht und kam direkt unter mir wieder hoch. Der Dalmatiner bäumte sich auf. Ich rutschte ab und versank im eiskalten Wasser. Schiete, meine Kontaktlinsen, fuhr es mir nach einem kurzen Kälteschock-Herzstillstand durch den Kopf und, wild mit den Armen fuchtelnd, hievte ich mich, so schnell es ging, zurück auf den Köter. Ich tastete nach den Linsen. Waren sie nun noch drin oder nicht? Plötzlich verebbte das Geschrei um mich herum. Es wurde still bis auf das Dröhnen der Musikanlage an der Bar. Viele Gesichter starrten mich an. Welch ein Glück, ich konnte wieder klar sehen, also waren die Linsen nicht im Wasser.

»Ich hab sie!«, rief ich etwas unsicher. ›He, bin ich doof‹, dachte ich im gleichen Moment, woher sollen denn alle wissen, dass ich meine Kontaktlinsen suche? … ja, aber, warum glotzen die mich so an? Klar, sieht vielleicht komisch aus: Erwachsene Frau sitzt auf Kinderluftmatratze und spielt Blindekuh … doch, auf einmal merkte ich, dass mein Oberteil komplett verrutscht war. Ich präsentierte mich rittlings auf dem Dalmatiner oben ohne, ohne Brüste. O nein … am liebsten wäre ich sofort im Wasser versunken. Verlegen suchte ich nach meinen Trägern, die zigmal ineinander verdreht über meinen Hüften hingen. Immer noch herrschte betretene Stille. Nur meine Kinder schwammen und tauchten unbekümmert weiter. Für sie war es nichts Ungewöhnliches, die Mama halb nackt, ohne Brüste zu sehen, und sie merkten gar nicht, dass ich mich gerade bis ins Mark hinein genierte. Zum ersten Mal seit den Brustamputationen. Jeder konnte mein Stigma sehen! Stigma, lateinisch für Schandmal, ich hasse dieses Wort. Mediziner benutzen es gerne. Und für das soeben Erlebte erschien es mir passend. Beschämt kletterte ich aus dem Schwimmbecken, ohne nach links oder rechts zu schauen. »Ich gehe schon mal zurück zum Wohnwagen, mir ist kalt«, verabschiedete ich mich kurz von meinen Kindern, erleichtert, dass sie im Schwimmbecken waren und ich den Blick gesenkt halten konnte.

»So ein Scheißfummel«, meckerte ich, als ich wieder am Wohnwagen angelangt war. »Zweihundert Mark habe ich dafür ausgegeben, Supersitz soll dieser Fetzen hier haben ... schau dir das doch mal an, Jo, die Träger sind viel zu lang, labberig wie übergare Spaghetti.«

»Hab ich den gekauft oder du?«, knurrte Jo kurz zurück und blieb in seiner Lektüre vertieft.

Ha, schnaubte ich innerlich, was würde er denn sagen, hätte man ihm seine Wahrzeichen abgesäbelt und er stünde auf einmal mit zu Boden gerutschter Badehose in aller Öffentlichkeit? Stinksauer, fast in Rage und dem Heulen nah, stapfte ich, ohne Jo etwas von dem Vorfall zu erzählen, in den Wohnwagen und zog den nassen Fummel aus. Dieses Scheißding zieh ich nie wieder an, gelobte ich, sieht sowieso hässlich aus! Stunden hatte ich in dem Sanitätshaus verbracht, zig Badeanzüge in einer heißen Kabine im grellen Neonlicht vor einem gewellten Spiegel über meine schwitzige Haut gezogen, bis ich endlich diesen Badeanzug gefunden hatte, der mir einigermaßen passte. Die meisten waren mir viel zu groß gewesen und für Brustamputierte ohne Prothese gab es kaum Auswahl. Obendrein war der Verkäufer auch noch ein Mann! »So ein Mangel an Sensibilität! Unmöglich! Was für ein schlampiger Dienst am Kunden! Ramschladen!«, nörgelte ich wütend weiter vor mich hin.

Am Nachmittag radelten die Kinder und Jo zum Strand. Ich, immer noch muffelig und wortkarg, seilte mich ab, um einen schwimm- und tauchtauglichen Badeanzug oder Bikini zu kaufen. In der Stadt war es heiß, alle Geschäfte voller Kundschaft und vor den Umkleidekabinen in den Bekleidungsläden standen die Käufer Schlange. Nachdem ich drei Boutiquen für Bademode durchstöbert, mich an die dreißigmal an- und ausgekleidet hatte, unternahm ich noch einen letzten Versuch und zockelte verdrossen in ein Sportgeschäft.

»Ich suche einen Bikini oder Badeanzug, Größe S, ohne Körbchen, irgendetwas Sportliches«, sagte ich der jungen Verkäuferin.

Während sie für mich auswählte, setzte ich mich auf den Stuhl in der Umkleidekabine, grantig, müde, verschwitzt und halb verdurstet. Ich wartete, bis mindestens zehn verschiedene Stücke an dem Haken hingen. Der blaue Badeanzug hatte Körbchen, der roséfarbene ebenfalls. Unbrauchbarer Schund! Auch die folgenden drei Bikinis, die mir eigentlich gut gefielen, hatten diese dämlichen Körbchen. »Die hier kommen schon mal nicht in Frage«, sagte ich gnatzig und reichte sie aus der Kabine.

»Wieso wollen Sie denn keine Körbchen, der Bikini hier ist doch besonders schön, er hat sogar ein kleines Pölsterchen für mehr Fülle«, sagte die Verkäuferin freundlich lächelnd.

»Nein, danke, ich will keine Fülle.«

Wieder probierte ich ein Stück nach dem anderen an. Meistens saßen die Hosen perfekt, die Oberteile aber überhaupt nicht.

»Ich brauche etwas für besonders Flachbrüstige«, grunzte ich zwischen Vorhang und Kabinenwand in das Ladeninnere hinein.

»Sie haben da schon die kleinsten Größen«, sagte die junge Dame jetzt mittlerweile ein wenig gereizt und fügte hinzu. »Vielleicht sollten Sie ein bisschen mehr essen, dann gewinnt auch bestimmt Ihre Oberweite etwas an Umfang!«

Ich holte tief Luft, schluckte, riss den Vorhang auf und stand da mit freiem Oberkörper und… bekam kein Wort mehr heraus.

Die Verkäuferin starrte mich an, schluckte ebenfalls, sah, dass ich gleich losheulen würde, und brach selbst in Tränen aus.

Zum zweiten Mal an diesem Tag verließ ich fluchtartig einen Ort.

Unseren blau-weiß gestreiften Sonnenschirm entdeckte ich ohne Mühe, direkt am Wasser, vor dem letzten Strandcafé, so wie wir es vor meiner Einkaufstour abgemacht hatten.

»Huhu Mama, hallo, hier sind wir!«, schrie winkend meine Bande.

»Na, was Passendes gekauft und bessere Laune gleich mit?«, fragte Jo mit einem Augenzwinkern.

»Nein, ganz und gar nicht. Ich lass mir einen Aufbau machen«, erwiderte ich kurz angebunden, und ohne auf seine Reaktion zu warten, wendete ich mich dem Wasser zu und spazierte davon.

*›Du bist aber fies zu Jo‹*, klopfte Tom an die Tür meines Gewissens.

›Ich weiß, aber egal.‹

Es war ein wunderschöner Hochsommertag geworden mit strahlend blauem Himmel. Ein leichter, warmer Wind wehte hier am Strand und streichelte meine Haut. Nur über dem Herzen spürte ich an diesem Tag nichts, dort wo einst meine Brüste gewesen waren, warm, weich, sinnlich, weiblich ... mich beschützend. Jetzt war ich schutzlos, so platt, dass ich sogar meinen Herzschlag durch die Haut sehen konnte, hart, entweiblicht ... stigmatisiert!

›*Jetzt hör aber auf!*‹, schrie Tom mich an.

›Ja was denn, schau doch nur. Überall sehe ich Brüste. Mädchen, Frauen, Omas, alle haben Brüste.‹ Ich konnte heute nichts anderes wahrnehmen. Eine junge Mutter stillte ihren Säugling, ein Liebespärchen kuschelte eng umschlungen im Sand. Was würde ich dafür geben, meine Brüste wiederzubekommen! Sie waren schön, viel schöner als alle, die ich heute hier am Strand gesehen hatte, sie waren einzig auf dieser Welt, sie gehörten zu mir und waren mein!

›*Was genau würdest du dafür geben?*‹, fragte mich Tom.

›Ja, ja, ich kapier schon, ich soll froh sein, dass ich lebe. Ich hätte schon längst ...‹

Ich war müde, niedergeschlagen und verwirrt, aber ich versuchte dennoch, ein wenig zu überlegen: Ein Brustaufbau, wäre das was für mich? Wenn schon, dann ein Eigenaufbau. Für Silikon oder ein Salzkissen habe ich viel zu wenig Fettgewebe. Für einen Wiederaufbau durch Eigengewebe müsste ich aber sicherlich zunehmen. Ich hatte mir bereits viele Fotos von Brustrekonstruktionen angeschaut. Wenn erfahrene Chirurgen die Operation durchführen, kann das Resultat sich durchaus sehen lassen, aber mich stören und verunsichern bei einem Eigenaufbau die Narben an Rücken, Bauch oder Po.

Viele Frauen erzählten mir in Briefen von ihren Erfahrungen mit einer neuen Brust. Die meisten waren auch nach einem Aufbau nicht zufriedener. Sie beschrieben Probleme mit der Wundheilung oder Schmerzen im Rücken, dort, wo der für den Aufbau entnommene Muskel fehlte. Sie klagten über mangelnde Aufklärung vor der Operation, dass ihnen keine alternativen Operationsmethoden vorgeschlagen wurden oder aber sie von ihrem Arzt zu einem Aufbau regelrecht gedrängelt, fast überrumpelt worden seien. Viele fühlten sich mit der künstlichen Brust nicht revitalisiert, sondern lediglich ausgestopft. Nur wenige schrieben, dass sie überaus glücklich mit ihren wiederhergestellten Brüsten seien.

›*Und du willst dich wirklich diesen Strapazen aussetzen?*‹, bohrte Tom nach.

›Nein, natürlich nicht. Ich bin heute aber traurig und wütend darüber, dass ich keine Brüste mehr habe. Das sei mir doch bitte mal gestattet, ja?‹

*›Aber ja doch. Weißt du, warum du gerade heute so empfindest?‹*

›Ja, ich glaube schon. Auf den Vorfall im Schwimmbad war ich nicht vorbereitet. Es ist ein Unterschied, ob ich mich ganz bewusst entkleide oder unfreiwillig entblößt werde.‹

Normalerweise verstecke ich mich nicht. Das wäre mir viel zu anstrengend und traurig wäre es obendrein. Wenn ich mich am Strand umziehe, dann geschieht das auch heute so selbstverständlich wie früher, als ich noch Brüste hatte. Vielleicht sogar noch mit einem Quäntchen mehr Selbstbewusstsein: »Gafft ruhig, ich fühle mich trotzdem schön!« Meine Mitmenschen konfrontiere ich in dem Moment zwar mit meinem Anderssein, aber das ist nicht mein Problem und darf auch nicht meins werden.

Meine Mutter war als junge Frau ebenfalls an Brustkrebs erkrankt und hatte eine Brust verloren. Das war vor sechsundzwanzig Jahren. Sie ist gesund. Dennoch kann sie sich bis heute nicht am Strand umziehen. Ihre »Einseitigkeit« geniert sie zu sehr. Also geht sie meilenweit weg vom Strand, um geschützt vor den Blicken anderer in der Toilette eines Hotels einen trockenen Bikini anzuziehen. Immer wieder sage ich ihr: »Es ist doch völlig egal, was die Leute denken, was ist schon normal und was nicht?«

Ich wünsche ihr, dass es ihr eines Tages gelingen wird, sich frei zu fühlen.

»Was ist eigentlich los mit dir?«, fragte mich Jo, als ich von meinem Spaziergang wieder zurückkam.

»Nichts, wieso?«, tat ich bewusst unschuldig. Ich hatte keine Lust, mich mitzuteilen, und fragte gereizt: »Sind die Kinder schon wieder im Strandhäuschen und essen Pommes?«

Jo schaute mich an und antwortete ganz ruhig: »Geh doch hin und schau nach.«

*›Verflixt noch mal, hör endlich auf mit dem Katz-und-Maus-Spiel‹*, befahl Tom. *›Du bist unerträglich. Jo kann doch nichts dafür.‹*

Mir kamen die Tränen, die Mundwinkel fingen an zu zittern, irgendwie lief heut alles falsch und ich heulte los.

»Komm her, Dicke!« Jo schloss mich sofort in seine Arme, mein Kopf ruhte an seiner sonnenwarmen Brust. Er fragte: »Hast du heute Weltschmerz?«

Ich nickte.

»Was würdest du von einem Brustaufbau halten?«, schluchzte ich, obwohl ich gar nicht mehr so richtig traurig war und meine Tränen noch nicht einmal salzig schmeckten.

*›Jetzt suchst du einen Sündenbock für dein Dilemma!? Du willst doch von Jo nichts anderes hören, als dass er dich sehnlichst mit Busen herbei-*

*wünscht. Du willst ihn herausfordern. Lass das‹*, mahnte Tom.

Doch Jo beantwortete meine Frage gar nicht direkt, sondern meinte ganz ruhig, fast beiläufig, er wolle darüber nachdenken.

Nach einem langen Tag im Schwimmbad und am Strand waren die Kinder nach dem Abendbrot sofort eingeschlafen. Jo und ich saßen mit Wollsocken und Steppjacken vor dem Vorzelt in der Abenddämmerung, bei einem guten Rotwein und einer Kerze auf dem Tisch.

»Gut schaust du aus«, sagte Jo plötzlich.

»Meinst du gut oder gesund?«

»Beides, Dicke!«, dabei lachten seine Augen unter hochgezogenen Augenbrauen über seiner Lesebrille: »Komm, lass dich mal knuddeln.«

Ganz weit ausgebreitete Arme luden mich ein und umschlossen mich sanft.

»Ich möchte dir etwas sagen«, flüsterte er mir ins Ohr.

»Was denn?«

»Vergiss das mit dem Brustaufbau und freu dich des Lebens.«

»Vergessen …?«

»Ja, denn du hast in den Jahren seit den Amputationen nie darüber gesprochen, nicht einmal angedeutet, dass du so eine Operation für dich wünschst. Darum vermute ich, dass du sie, mal trocken ausgedrückt, zur Verbesserung deiner Lebensqualität nicht benötigst, und für mich brauchst du sie ganz bestimmt nicht, denn ich hätte dann sogar ein Problem. Ich habe mich daran gewöhnt, dass du keinen Busen hast. Selbstverständlich erinnere ich mich daran, wie weich, gefühlvoll weiblich …«

»So, weiblich? Soll das heißen, jetzt bin ich es nicht mehr?«, unterbrach ich spitz.

»Nein, jetzt lass mich doch mal ausreden. Ich mach's auch kurz und knallhart. Hör zu, ich sagte, ›gefühlvoll weiblich‹ … und, mag das Resultat eines Aufbaus noch so gelungen, aus der Ferne optisch ansprechend und selbst von nahem noch reizvoll sein, so weiß ich doch, dass zwei Aufbauten ohne Nerven, aus welchen Körperstücken auch immer zusammengezimmert, für uns beide deinen Originalbusen, bitte beachte jetzt die überaus subtile Wortschöpfung, nicht *sinnesvoll* ersetzen können. Wir beide haben doch bisher kein Problem damit gehabt, warum also willst du dir so urplötzlich einen Aufbau machen lassen?«

Jetzt erzählte ich Jo bis ins kleinste Detail von meinen Erlebnissen des Tages, und als ich die Geschichte mit dem Dalmatiner vortrug, konnte er sich vor Lachen kaum noch halten. »Und – stehst du nun über den Dingen?«, fragte er, immer noch lachend.

»Ja, ich glaub schon«, antwortete ich.

»Das lieb ich so an dir«, und ein dicker Kuss landete auf meiner Wange. »Auch Konfuzius, der alte chinesische Weise, wäre mit dir sehr zufrieden gewesen, denn, wie er stets so trefflich zu sagen pflegte: Neuel Badeanzug, del passt und steht, viel schönel und billigel, als neue Blust, die nicht geht.«

»Trug man zu seiner Zeit schon Badeanzüge?«, erkundigte ich mich glucksend.

»Sichel doch, aus lutschfestel Leiswolle … aber jetzt mal im Ernst, der Verlust deiner Brüste tut deiner Weiblichkeit wirklich keinen Abbruch. Zur Weiblichkeit gehört noch vieles mehr: Ausstrahlung, Gestik, Intelligenz, ja und vor allem Selbstbewusstsein … Als du mir damals sagtest, du würdest beide Brüste verlieren, glaubte ich, du würdest damit nicht fertig werden. Du warst doch so unglaublich eitel. Jetzt bin ich immer wieder erstaunt und froh darüber, wie selbstbewusst du damit umgehst.«

Meine übertriebene Eitelkeit war eigentlich immer Zeugnis mangelnder Eigenliebe gewesen, dachte ich. Erst als die äußere, oberflächlich hübsche Schale zerbrochen war und ich mein Leben zu verlieren drohte, erkannte ich, wie einzig, liebenswert, wunderbar ich bin. Einzigartig wie jeder einzelne Mensch. Und ich erinnerte mich an die Zeit während der

Chemotherapie, als ich manchmal nackt vor dem Spiegel stand, ohne Haare und ohne Brüste, mir dabei in die Augen schaute und ganz zaghaft begann, mich zu lieben, indem ich mich nicht hässlich fand. Wäre mir das nicht gelungen, hätte Jo mir hundertmal am Tag sagen können, dass ich schön, attraktiv und begehrenswert sei, seine Worte wären nie angekommen. Zuerst musste ich mich selbst, den Weg für mich finden.

Inzwischen war es dunkle Nacht geworden.

»Müsstest du unter dem Brustverlust wirklich leiden, würde ich mich irgendwie auch mit einer Rekonstruktion anfreunden können«, flüsterte Jo mir ins Ohr, nahm meine Hand und zog mich sanft in das Schlafabteil des Wohnwagens.

Jo hatte Einfühlsamkeit und unendlich viel Geduld gezeigt. Das ganze erste Jahr nach der Diagnose hatten wir nicht miteinander geschlafen. Während der Chemotherapie war ich viel zu erschöpft, um überhaupt an Sex zu denken. Danach wollte mein Körper erst einmal allein sein, ohne Sturm und Drang. Sanftes Streicheln brauchte vor allem meine Seele, Ruhe und Geborgenheit. Ich spürte zunehmend die durch die Hormontherapie hervorgerufenen Veränderungen in meinem

Körper und meinen Gefühlen. Meine Scheide wurde so trocken, dass meine Schamlippen schon nach einer kleinen Runde auf dem Fahrrad durch feinste Haarrisse bluteten. Einige Gynäkologen empfahlen mir östrogenhaltige Cremes, andere rieten gerade wegen der Östrogene entschieden davon ab. Alle möglichen Sorten von Cremes und Mittelchen habe ich ausprobiert, von Gleitgel über Olivenöl bis hin zur Antipilzcreme, die mir schließlich am besten half und die ich heute noch nehme, weil sie nicht brennt und gleichzeitig kühlt. In die Wechseljahre wurde ich regelrecht hineinkatapultiert. Fehlende spontane Lust, Schweißausbrüche Tag und Nacht sowie Schlaflosigkeit waren weitere Nebenwirkungen und manchmal fühlte ich mich damit ziemlich allein gelassen. Trotzdem habe ich die Medikamente nie verflucht. Noch heute heiße ich sie willkommen und versuche sie mit meinem Körper in Einklang zu bringen. Wenn ich nicht schlafen kann, meditiere ich oder genieße die Stille, das Dunkel der Nacht. Die vielen Schweißausbrüche verstehe ich als »Gratissaunen«, durch die meine Haut klar und rein, mein Körper entschlackt wird. Angst vor Gewichtszunahme hatte ich nie und ich habe kein einziges Gramm von diesen Medikamenten zugenommen. Weder Pickel noch

Haarverlust oder Depressionen haben sich eingestellt. Unter allen Nebenwirkungen gibt es auch eine ganz besonders positive: Ich lebe.

Die Appetitlosigkeit auf Sex war allerdings nicht so leicht abzutun. Ich erklärte Jo, dass ich meinen Körper neu entdecken und auch mit meinen Narben und den Zonen ringsherum, die auch heute noch taub sind, umzugehen lernen müsse. Im gesamten Brustbereich habe ich Gefühlsstörungen. Entweder ich spüre gar nichts, wenn ich darüber streichele, oder ich spüre ein unangenehmes Zwicken an einer ganz anderen Stelle, zum Beispiel am Rücken. Langsam nur freundete ich mich mit diesem mir neuen Körperbereich an, cremte meinen brustlosen Oberkörper jeden Tag sorgfältig mit wohl duftenden Ölen ein. Ich achtete darauf, meine Schultern nicht nach vorne zu ziehen und meinen Atem weich fließen und nicht in Höhe der Narben stocken zu lassen. Im Bett wollte ich mit Jo zunächst lieber nur kuscheln und wir sind mit der Zeit wahrscheinlich gute Schmusekünstler geworden, dabei schmücke ich mich gerne mit einem schönen Top oder T-Shirt, zum einen, weil mir der taube Hautkontakt an den Narben unangenehm ist, und zum anderen, weil ich mich damit reizvoller finde. Jo weiß, dass er heute eher ein verliebter Kavalier als ein

Don Juan sein muss, und ich weiß, dass der Appetit beim Essen kommt.

In dieser kühlen Nacht hatten wir beide Appetit und wir trugen Socken und Sweatshirts.

Wie weiblich ich mich doch fühlte.

## *Vergeben …*

Anfang September.

Majestätisch hob sich die Silhouette des Doms gegen den Horizont ab. Der Zug verringerte seine Geschwindigkeit, als er sich der Stadt näherte. Auf der schwungvollen Hohenzollernbrücke, kurz vor dem Bahnhof, kam er zum Stillstand und schwebte für ein paar Augenblicke lautlos über dem Rhein. Diamanten und golden glitzerte das Wasser im Abendlicht. Ein Passagierschiff zog unter der Brücke vorbei. Mir wurde warm ums Herz. Ich liebe diese Stadt, in der ich elf Jahre lang gelebt und studiert hatte, bis Jo und ich nach Ratingen in die Nähe seines Jobs zogen und eine Familie gründeten. Heute würde ich hier aus meinem Buch lesen.

Ich sollte in der Mildred Scheel Akademie, eine Einrichtung der Deutschen Krebshilfe, inmitten des Universitätsgeländes der Kölner

Uniklinik, lesen. Das Gebäude ist einladend, mit einem wunderschön bepflanzten Atrium, in dem, neben einer Palliativstation, auch Hörsaal und Seminarräume zur Fort- und Weiterbildung untergebracht sind. Ich war beeindruckt, zutiefst beglückt von den umfangreichen unterstützenden Programmen für Krebskranke und deren Angehörige, aber auch für Ärzte: Gesundheitstraining nach Simonton in Grund- und Aufbauseminaren, Kurse für Familienaufstellungen, für Tanz, Bewegung und Entspannung, Supervision und, soweit mir bekannt, einzigartig ... auch Gruppentreffen im kleinen oder großen Kreis für Kinder und Jugendliche, deren Mütter oder Väter an Krebs erkrankt sind. Bei mehrtägigen Veranstaltungen haben Gäste die Möglichkeit der Unterbringung und Verpflegung zu sehr günstigen Preisen.

Sanftes Kerzenlicht ließ den Saal heimelig erscheinen. Ich spürte eine besondere Stimmung, eine gewisse Feierlichkeit beim Lesen. Wenn ich aufschaute und zu den Gästen sprach, fiel mir immer wieder eine junge Frau in der dritten Reihe auf. Ihr Gesicht strahlte förmlich und ich nahm an, dass sie gesund war und jemanden begleitete. Als ich nach der Lesung Bücher signierte, kam sie zu mir, nachdem alle anderen gegangen waren, und erzählte ihre Geschichte. »Ich hatte Brustkrebs, wie Sie. Ich bin vierzig Jahre jung und lebe seit acht Jahren mit Metastasen in Gehirn und Knochen. Mehrmals bin ich deswegen schon operiert und bestrahlt worden. Dennoch geht es mir gut, die Metastasen werden zur Zeit in Schach gehalten. Ich habe einen neuen Lebensgefährten gefunden. Wir leben zusammen, mit meiner zehnjährigen Tochter. Das Leben ist herrlich. So merkwürdig es klingen und so traurig es auch scheinen mag, durch die Erkrankung habe ich so viel gewonnen, nämlich wirkliches Leben, und deshalb möchte ich diese vergangenen Jahre niemals ungeschehen machen.«

Auf der Fahrt nach Hause hallten die Worte dieser jungen, anmutigen Frau voller Sanftmut und Liebe in meinen Gedanken wider. Gewinn, Glückseligkeit und Frieden durch Krankheit. Auch ich hatte viel gewonnen, obwohl ich mir sofort wünschte, ich hätte nie Krebs bekommen. Den würde ich liebend gern sofort und auf Nimmerwiedersehen verlieren, wenn ich könnte! Aber er ist eben eine Seite der Medaille. Den Gewinn auf der anderen, mein jetziges Leben, würde ich nicht mehr gegen mein früheres tauschen wollen. Es ist um vieles reicher geworden – vor allem an Liebe.

Es war mittlerweile schon fast Mitternacht, und während die Räder des Zuges auf den

Schienen im rhythmischen Stakkato die Kilometer nach Hause takteten, blickte ich aus dem Abteilfenster in das Schwarz der Nacht und sah plötzlich meinen Vater und mich ... an jenem Tag vor mehr als drei Jahren, als der Chefchirurg, der meine Brustamputationen durchgeführt hatte, mir den pathologischen Befund mitteilte. Der Tumor saß in allen vier Quadranten der Brust und hatte die Lymphknoten befallen und damit meine Hoffnung auf metastasenfreie Lymphknoten zerfressen. Ich saß im Bett und weinte. In den zwölf quälend langen Tagen seit der Operation bis zum Eintreffen des Befundes hatte ich zwar versucht, mich auf solch ein Ergebnis innerlich vorzubereiten, aber insgeheim immer gehofft, es möge eben nicht so bedrohlich, so endgültig ausfallen. Trotzdem – ich schaffe es, ich werde es schaffen, schluchzte ich. Ich weiß, dass ich es schaffen kann, ich weiß es, ich weiß es.

Als meine Eltern mich besuchen kamen, brach es aus mir hervor: »Ma-ma, oh ... Mama, die Lymphknoten sind befallen, der Tumor war überall.«

Meine Mutter weinte, mein Vater stand an meinem Bett. Ich sah, dass er angestrengt nachdachte, sich sehr zwang, nicht auch in Tränen auszubrechen. Seine Mundwinkel zuckten, als er sagte: »Jetzt lasst uns nicht in

Panik geraten, es gibt ja auch einige gute Befunde. Deine Lunge, deine Knochen, deine Leber sind frei von Metastasen.«

»Und die Lymphknoten sind noch nicht durchbrochen«, fügte ich schluchzend hinzu.

»Nicht durchbrochen?«, meinem Vater schwammen nun Tränen in den Augen, um Fassung ringend, wirkte er stark und gleichzeitig so zerbrechlich.

O Papa, ich habe dich so lieb, ich hab dich doch so lieb, schrie alles in mir. In dem Augenblick fielen sämtliche Schranken, wurde der Kern unseres Miteinander, unseres Seins, die Liebe enthüllt. In dem Moment erkannte ich, wie sehr ich meinen Vater liebte, spürte ich, wie lange, viel zu lange ich diese Liebe für ihn eingekerkert gehalten hatte.

Als meine Eltern gegangen waren, brach ich erneut in Tränen aus. Ohne Unterlass dachte ich an meinen Vater, immer wieder mit dem tiefen Empfinden, etwas in mir Verborgenes, Eingesperrtes müsse sich befreien und zu ihm eilen. Bis zu diesem Tag hatte ich ihm nie verzeihen können. Er war sehr autoritär gewesen. Ich musste als Kind artig, gehorsam, vor allem gut in der Schule sein. Jahrelang hatte ich mich deswegen verletzt gefühlt, ihm im Stillen vorgeworfen, zu streng gewesen zu sein. Für all meine damaligen Probleme:

Perfektionismus, Unsicherheit, übertriebene Selbstkritik… hatte ich ihn in meinem Inneren verantwortlich gemacht und mich deshalb gefühlsmäßig von ihm zurückgezogen. Ich hatte ihm nie eine Chance gegeben, sich meiner geheimen Wut zu entziehen. Und nun würde ich diese Welt bald verlassen müssen, meine Liebsten vielleicht nie mehr sehen können? Fassungslos schaute ich in den Spiegel, den der Tod mir gereicht hatte, und erkannte, mit welcher Selbstverständlichkeit ich mit diesem Gefühl zu meinem Vater gelebt hatte, als würde ich, als würden wir alle ewig leben, als hätten wir alle unendlich viel Zeit, irgendwann einmal zu vergeben und uns irgendwann einmal zu versöhnen. Durch die Tränen spürte ich die große Traurigkeit, die ich deswegen in mir trug. Ich konnte nicht mehr verstehen, warum ich diesen Groll so lange aufrechterhalten hatte. Die Vergangenheit ist doch genau das: gestorbene Augenblicke, Schnee von gestern, und mein Vater hat wahrscheinlich nie von meinem Groll gewusst. Er ist doch mein Papa und hat immer nur das Beste für mich gewollt. Er liebt mich doch! Was hatten wir uns nur angetan? Was habe ich gemacht?

›*Verzeih ihm!*‹

›Tom?‹

›*Ja, ich bin es. Mach dir keine Vorwürfe, das*

*bringt dir überhaupt nichts. Was du in deiner Vergangenheit nicht hast ändern können, kannst du im Jetzt ändern. Du hast jetzt die Möglichkeit, diese Krise zu nutzen, um deinen Groll zu überwinden, und vergeben zu lernen.‹*

›Vergeben …?‹

›*Ja, Vergeben macht den Weg frei für die Liebe. Und Liebe ist eine der mächtigsten Heilenergien im Kosmos. Vergib dir und deinem Vater mit Liebe und stell dir diesen Prozess genau und bildhaft vor.‹*

Ich schloss meine Augen: Es war dunkel, mein Vater und ich waren in Ketten gefangen, eingesperrt in getrennten, vergitterten Verliesen. Von meinem Kerker aus konnte ich meinen Vater schemenhaft erkennen. Er fror, es ging ihm schlecht, er war tief traurig. »Mein Papa!«, schrie ich in diesem Augenblick. »Ich habe dich doch so lieb!« Nichts wünschte ich ihm so sehnlich wie Freiheit, Licht und Liebe; nichts mir so sehnlich, wie bei ihm zu sein und ihm all das sagen zu können. Dieser Wunsch brannte so stark, dass er zu einem gleißenden Lichtstrahl wurde, der die Wände zum Einstürzen brachte und mit seiner Energie alle Gitterstäbe und Fesseln sprengte. Licht flutete in den Kerker … mein Vater und ich liefen aufeinander zu, umarmten uns, weinten, reichten uns die Hände und gingen hinaus in die Freiheit, in der die

Liebe füreinander auf uns wartete und uns einte.

Fortan war ich frei, wurde nicht mehr von bedrückenden Vergangenheitsgefühlen beherrscht. Es gab sie ein für alle Mal nicht mehr, ich hatte sie endlich losgelassen und sie waren dahin geschmolzen als Schnee von allen Gestern. Meinem Vater habe ich nie von diesem Akt des Verzeihens erzählt, es war auch nicht nötig, denn ich weiß, dass er ihn gespürt hatte.

Ein paar Tage später, am Morgen seines Geburtstages, genau einen Tag bevor ich in das Tumorzentrum verlegt werden sollte, sah ich ihn wieder. Ich war aus dem Krankenhaus ausgerissen, um ihm zu gratulieren. Mein Vater öffnete mir die Tür.

»Papa, ich habe dir nichts mitbringen können, nur mich ...« Wir fielen uns in die Arme und beide weinten wir laut schluchzend; wir standen in der Diele und weinten. Niemals werde ich diesen Augenblick vergessen können. Er war wohl der traurigste und zugleich befreiendste, versöhnlichste Moment meines bisherigen Lebens, spontane Verschmelzung tief empfundener, jedoch jahrzehntelang ausgesperrter Liebe.

Meine Tränen flossen, als der Zug in den Bahnhof einfuhr. Am liebsten wäre ich jetzt weitergefahren, bis zu meinem Elternhaus, um meinen Vater ganz fest zu umarmen und ihm zu sagen, dass ich ihn lieb habe.

›*Das weiß er*‹, sagte Tom und drückte mich.

Einige Wochen darauf, an einem heißen Nachmittag im Spätsommer, nach einem Gewaltmarsch durch viel zu viele Schuhgeschäfte, saßen meine Kinder und ich ermattet, aber zufrieden mit der Beute – ganze zwei Paar Schuhe für jedes Kind – im Innenhof unseres Lieblingseisladens. Eigentlich hatte ich mir einen großen Becher Amarenaeis zu Gemüte führen wollen, und mich bereits seit dem Frühstück darauf gefreut. Doch plötzlich fühlte ich mich unbehaglich, fror sogar und bestellte mir nur einen Cappuccino. Komisch, dachte ich, ich friere, obwohl ich in der Sonne sitze. Charlotte nahm ihren Eisbecher und setzte sich in den Schatten, »damit die Sonne nicht mein Eis wegschmilzt«, erklärte sie. Daraufhin folgten ihr auch die Jungen.

›*Dein Bein braucht eine Pause; spürst du es? Da ist was nicht in Ordnung!*‹, meldete sich auf einmal Tom.

Schon seit zwei Wochen schmerzte es ab und an. Irgendetwas stimmte nicht. Obwohl ich täglich auf dem Fitnessgerät trainierte, hatte meine Kondition deutlich nachgelassen.

Nach fünf Minuten war ich schon so atemlos, dass ich aufhören musste. Da aber sowohl diese Schwäche als auch die Schmerzen im Bein nie lange andauerten, wollte ich mich nicht verrückt machen und zog es vor, sie als vorübergehende Zipperlein abzutun.

›Tom, ich kann jetzt keinen Rückfall gebrauchen, nicht jetzt‹, dachte ich und betrachtete dabei mit Sorge mein Schienbein. Es war zum Gelenk hin geschwollen, leicht gerötet und fühlte sich wärmer an als die gesunde Seite. Ich wollte so schnell wie möglich nach Hause.

Die Beschwerden behielt ich zunächst einmal für mich. Jo erzählte ich gar nichts davon, zum einen wollte ich ihn nicht beunruhigen, zum anderen wollte ich es gerne verdrängen – keinen belastenden Gesprächsstoff, keine Veränderung in meinem Tagesablauf, in meinem Leben. In den folgenden Tagen ging es mir jedoch immer schlechter und ständig verspürte ich neue Symptome. Ich stand gerade mit einem vollen Einkaufswagen an der Kasse eines Supermarkts, als ich am ganzen Körper anfing zu zittern. Mein Herz raste und nahm mir den Atem. So schnell wie möglich zum Arzt, war mein erster Gedanke. Dann geriet ich in Panik, ließ alles stehen und liegen und wollte fluchtartig das Geschäft verlassen. Doch an der Ausgangstür, wie von einer mächtigen Kraft zurückgezogen, ging ich in die Knie und zu Boden.

›*Ruhig, keine Panik, keine Panik*‹, hörte ich Tom sagen. ›*Bleibe ruhig, konzentriere dich auf das Atmen. Lass es langsamer werden, zähle eins beim Einatmen und zwei beim Ausatmen, drei beim Einatmen, vier beim Ausatmen, immer so weiter.*‹

›Ich kann nicht, ich brauche einen Arzt, auf der Stelle!‹

›*Du kannst, los zähle, zähle.*‹

Verzweifelt zwang ich mich zur Ruhe, fing an, meine Atemzüge zu zählen. ›Eins … Nein, ich kann nicht.‹

›*Du musst!*‹

Ich zählte: ›Eins, zwei, drei, vier, fünf …‹

›*Und, merkst du schon was?*‹, fragte Tom.

›Ja, mir bricht gerade der Schweiß aus.‹

›*Gut, wenn du das wahrnehmen kannst, geht es dir schon besser. Zähle weiter, zähle!*‹

Als ich bei zehn angekommen war, begann meine Erste-Hilfe-Maßnahme gegen Angst, die ich während der Chemotherapie aus Büchern gelernt hatte, ganz allmählich zu wirken. Atem und Herzschlag wurden ruhiger.

›Was ist bloß los, Tom?‹

›*Fühl in dein Bein!*‹

Es pochte, war geschwollen, gerötet und außerdem schmerzhaft.

›Du meine Güte, und jetzt?‹

›*Du hast einen richtigen Schub, das kann ge-*

*fährlich werden, das weißt du! Ich glaube, das Krankenhaus wäre jetzt …‹*

Gedanken über ein Krankenhaus wollte ich mir überhaupt nicht machen, ich fischte das Handy aus der Tasche, bestellte ein Taxi und ließ mich nach Hause fahren. Meine völlig durchnässte Kleidung klebte an der Haut und ich fing an zu frieren. Daheim war niemand. Alle ausgeflogen, die Jungen auf den Spielplatz, Charlotte zur Ballettschule. Ich hangelte mich die Treppen hoch und fiel, mittlerweile innerlich ganz ruhig geworden, in mein Bett. Ich konzentrierte mich nur noch auf meinen Körper. ›Was brauchst du jetzt?‹, fragte ich ihn. ›Hilfe!‹, war die Antwort. Ich hatte Schmerzen und Fieber.

*›Du musst in ein Krankenhaus!‹*, rief Tom.

›Nein, nur das nicht!‹ Orthopäden, Chirurgen und Kohorten würden mich sofort in den OP schieben, dessen war ich mir sicher, denn es brodelte mächtig in meinem Schienbeinknochen. Dann, zu müde, um weiter darüber nachzudenken, schlief ich ein. Jo erschrak, als er von der Arbeit nach Hause kam und mich zu so früher Stunde schlafend vorfand. Er weckte mich aber nicht und mahnte die Kinder, leise zu sein. Einmal, so gegen Mitternacht, wurde ich durch Schüttelfrost aufgeschreckt, doch benommen und ohne klare Gedanken zu fassen, fiel ich wieder in den

Halbschlaf und fieberte unruhig in den Morgen hinein.

Noch am frühen Vormittag, nachdem Jo und die Kinder losgezogen waren, ohne dass ich etwas über meinen schlechten Zustand hatte verlauten lassen, rief ich mehrere Ärzte an und bat um Rat. Mein Gedanke, dass das ja vielleicht von alleine weggeht, wurde von keinem mit getragen, und da mich niemand ambulant behandeln wollte, musste ich schließlich einsichtig werden. Ich bat Irmchen, ein paar Sachen für mich zu packen, Jo anzurufen und für die nächste Zeit wieder ganztägig bei uns zu wirken. Nicht auszudenken, wenn wir Irmchen nicht hätten!

Traurig ließ ich mich mit dem Taxi in eine Klinik bringen. Ich bekam ein Bett auf der Station für Innere Medizin. Im Eilverfahren wurde ein Zugang gelegt und ich erhielt mehrere Antibiotika gleichzeitig. Dankbar nahm ich jeden Tropfen an, der in meine Vene floss, rührte mich kaum, blieb ganz, ganz still, betete und hoffte auf Besserung. Ärzte und Schwestern, die sich besorgt um mich kümmerten, waren ständig in meinem Zimmer. Am Nachmittag wurde ich samt Bett zu den Radiologen für MRT und CT des Schienbeinknochens und Röntgendurchleuchtung des Oberkörpers gerollt. Nach den Untersuchungen schlief ich sofort ein.

Spät am Abend noch diskutierten Chirurgen, Radiologen und Onkologen über die MRT- und CT-Bilder. Ein neuer Sequester hatte sich im Knochenmark gebildet. Die Ärzte standen an meinem Bett, als sie entschieden, dass ich am nächsten Tag in eine Fachklinik verlegt werden sollte. Viel zu schwach und teilnahmslos, um über das Gesagte nachzudenken, fiel ich sogleich wieder in den Fieberschlaf. Die ganze Nacht hindurch kam eine Schwester in regelmäßigen Abständen um mein Fieber zu messen, Infusionen zu erneuern, Blutdruck und Puls zu bestimmen. In den frühen Morgenstunden spürte ich, dass es mir ein kleines bisschen besser ging. Mir war zum Jubeln zumute. Vielleicht lässt sich ja alles ganz schnell durch die Infusionen beheben, hoffte ich und freute mich direkt auf die nächste Gabe von Antibiotika.

Vor dem Frühstück war Visite. Der Oberarzt kam zu mir ans Bett. Er hatte meine Patientenakte unter dem Arm und machte ein sehr besorgtes Gesicht.

»Tja, Frau Rexrodt von Fircks, ich habe leider gar keine guten Nachrichten. Aber erst einmal, wie geht es Ihnen denn heute?«

»Ein bisschen besser als gestern, danke. Schlechte Nachrichten? Dass ich einen Sequester habe, weiß ich bereits.«

»Ihr Blutbild, Frau Rexrodt von Fircks, ist

bedenklich. Ihre Leukozyten, die weißen Blutkörperchen, sind um das Zehnfache des Normalwertes angestiegen. Wir ersehen aus den von Ihnen mitgebrachten Unterlagen, dass der Wert bei den letzten Untersuchungen um zweitausend lag. Das ist natürlich zu wenig, aber jetzt haben Sie zwanzigtausend! Ein typisches Zeichen einer Sepsis, einer Blutvergiftung.«

»Aber es geht mir doch schon besser«, hielt ich dagegen und versuchte zu lächeln.

»Und dann ist da noch etwas… nicht in Ordnung«, sagte der Arzt mit zunehmend düster werdender Miene. »Wir benötigen Ihre letzten Thoraxaufnahmen, haben Sie die?«

»T-Thorax-b-bilder?«, stammelte ich. »Was ist mit meiner Lunge?

»Wir brauchen zum Vergleich so schnell wie möglich Ihre Voraufnahmen und … wir haben Sie morgen für ein CT angemeldet.«

»Aber was haben Sie denn gesehen?« Mein Herz fing an zu rasen, augenblicklich wurde mir schlecht, meine Knie zitterten. Lunge … Lunge… nein, nicht meine Lunge, nicht meine Lunge!

»Auf dem Röntgenbild sehen wir einen Bereich, der nicht gut aussieht und unbedingt abgeklärt werden muss. Unter der Voraussetzung, dass sich Ihr Gesundheitszustand nicht weiter verschlechtert, werden wir Sie so lange hier behalten und weiter behandeln.«

Lungenmetastasen …? Völlig erstarrt, unfähig, irgendetwas zu sagen, sah ich den jungen Oberarzt an. Er verharrte noch einen Augenblick an meinem Bett, verließ dann aber ohne weiteren Kommentar mein Zimmer. Für Stunden danach starrte ich aus dem Fenster und erfror in Angst, Hilflosigkeit, Traurigkeit und Entsetzen. Gegen Mittag, als ich die nächste Infusion bekommen sollte und dafür eine neue Braunüle in den Fuß gelegt werden musste, weil meine Arme keine Venen mehr hergaben, erwachte ich aus dieser Erstarrung. Der kurze, scharfe Einstich löste die Tränen. Sie flossen, ich schluchzte, dann schüttelte mich ein Weinkrampf, eine Schwester nahm mich in den Arm und weinte mit mir.

Meine geistige Lähmung löste sich dadurch ein wenig und ich fing an, wie üblich in solch einer Situation, mir tausend dramatische Fragen zu stellen, auf die aber nur ein Arzt hätte Antwort geben können. Ich wollte einen Arzt, jetzt.

*›Moment!‹*, rief Tom in das Chaos meiner Gedanken. *›Morgen, wenn das Ergebnis des CT vorliegt, kannst du einen Arzt rufen … jetzt ist doch alles nur reine Spekulation, Vermutung deinerseits.‹*

›Ich kann nicht bis morgen warten, ich will

eine Antwort hören. Was ist, wenn …? Ich möchte jetzt schon hoffen und gegen meine Angst angehen dürfen!‹

Ich griff zum Hörer und rief Ärzte an, die mich als Patientin kannten oder die ich durch meine Lesungen kennen gelernt hatte, stellte allen die gleichen Fragen und wollte immer wieder Mut machende Äußerungen hören. Alle waren spürbar betroffen und rieten mir, erst einmal das Untersuchungsergebnis abzuwarten, machten mir aber Mut, sie schenkten mir ein wenig Hoffnung, waren fürsorglich! Viele Quäntchen Hoffnung zusammenaddiert, das ergab schon eine Riesenportion. Diesen Ärzten bin ich aus vollem Herzen, nein, aus ganzer Seele, dankbar. Ich begann mich auch wieder an Leidensgefährtinnen zu erinnern, die schon lange Zeit mit Metastasen in der Lunge lebten. Bei einigen waren sie sogar nach der Behandlung völlig verschwunden.

›Es gibt Hoffnung!‹, entschied ich und nahm einen großen Biss von einem Apfel, den ich mir aus meinem Nachtschrank geangelt hatte. Die erste Mahlzeit an diesem Tag. Aber so richtig schmecken wollte er nicht. Der Apfel rutschte mir nur mit Mühe durch die Speiseröhre. Ich kaute darauf herum wie auf der Frage, ob ich vielleicht zu viele Lesungen gehalten, mich verausgabt, meinen Körper zu sehr strapaziert hatte und deswegen einen Rückfall bekam?

*›Eine Schuldfrage? Jetzt lass aber gut sein‹*, fuhr Tom mich ungeduldig an. *›Du hast doch gelebt, jeden Tag mit Freude und Liebe! Und ich habe immer sehr gut auf dich geachtet, glaub mir!‹*

Tom hatte Recht, mein Leben war und ist wundervoll. Nichts, rein gar nichts hatte ich falsch gemacht und würde ich ändern wollen.

Um elf Uhr am nächsten Morgen wurde ich in die Radiologie gebracht. Kurz zuvor hatte mir der Chefarzt mitgeteilt, dass die Leukozyten trotz der hohen Antibiotikagabe weiter gestiegen waren, auf dreißigtausend, und dass man mich noch am Nachmittag verlegen wollte. Egal, dachte ich, Hauptsache, ich habe keine Metastasen. Mir war in dem Moment gar nicht so recht bewusst, dass mich die Infektion im Bein in Lebensgefahr gebracht hatte.

»Ohne Anforderungsschein läuft hier gar nichts«, geiferte die Radiologin, nachdem die Schwester an ihre Türe geklopft und mich angemeldet hatte.

»O je«, sagte die Schwester daraufhin müde, »Ich muss noch mal runter. Das kann eine Weile dauern, denn ein Arzt muss die Anforderung unterschreiben.«

Ohne Anforderungsschein lief tatsächlich nichts. Man ließ mich warten. War denn der Schein so wichtig? Es ging mir viel zu schlecht diesmal, als dass ich mich hätte wehren können, und so konnte ich nur weinen.

Als ich nach ewig langer Verweildauer in der Warteschleife endlich auf dem Untersuchungstisch lag und mir diese Radiologin nach mehreren misslungenen Versuchen missmutig und laut fluchend eine Braunüle in die Vene auf der Innenseite des Handgelenks gejagt hatte, brach unendliche Traurigkeit über mich herein. Nicht zum ersten Mal dachte ich, was für ein … ja, was für ein Mensch. Keine Spur von Mitgefühl. Die Tränen fluteten unaufhörlich über meine Schläfen, dann durch mein Haar hindurch und in das Kopfkissen.

Während die Untersuchung lief und ich aufgefordert wurde, wann ich zu atmen hätte und wann wiederum nicht, während der Apparat meinen Brustkorb Zentimeter um Zentimeter durch den großen Durchleuchtungsreifen schob, beweinte ich meine Schmerzen, meine Angst vor dem Ungewissen, die vergangen Jahre, die ich wegen meines Beines, getrennt von meinen Liebsten, im Krankenhaus hatte verbringen müssen, die vielen Operationen, die unerträglichen Schmerzen für nichts und wieder nichts. Die ganze Zeit hätte ich doch gesund zu Hause bei meiner

Familie sein und das Leben genießen können! Wut und Groll wurden zur Gischt der Sintflut meiner Tränen: Ich sah den Chefarzt, der mich damals operiert hatte. Wie sehr ich ihn dafür hasste, dass er mir so viel Leid zugefügt hatte. Warum hat er mir das angetan? Warum muss ich so leiden? Warum wird mein Bein nicht heil?

›Ich halte das nicht mehr aus! Ich hasse ihn, ich hasse ihn!‹, schrie ich in mich hinein. Die Tränen wurden immer mehr, mein Weinen immer verzweifelter, zu einem endlos langen Hilfeschrei.

›Tom, hilf mir, bitte!‹

*›Vergib!‹*, hörte ich Tom bestimmen.

›Wieso vergeben? Wem vergeben?‹, fragte ich leise.

*›Dem, der dir das angetan hat.‹*

›Du meinst dem Chirurgen? Wieso soll ich dem… vergeben?‹ Ich reagierte grantig.

*›Um dir selbst zu helfen! Merkst du denn nicht, welch tiefen Groll du all die Jahre dieses Chirurgen wegen mit dir herumschleppst? Der Mann weiß aber nichts davon, er bekommt dafür keinen Denkzettel, sondern nur du. Mit diesen Hassgedanken schadest du dir nur selbst, weil sie in dir wohnen und nur Negatives bewirken. Löse dich von Vergangenem und verzeih.‹*

›Wie soll ich denn verzeihen?‹

*›Das geschieht in deinem Inneren. Es findet kei-*

*ne Gerichtsverhandlung statt. Kläger und Angeklagte gibt es nicht in diesem Prozess! Weißt du noch, wie du deinem Vater vergeben hast? Du hast es aus Liebe getan, ihn und dich befreit, ohne dass es einer Aussprache bedurfte. Du musst dem Arzt nicht unbedingt mit der gleichen Liebe verzeihen, es geht auch mit Vernunft. Lass diesen Menschen einfach los, lass ihn sich aus deinen Gedanken entfernen, wünsche ihm alles Gute und Erfolg. Dann wirst du die Energie, mit der du deinen Groll ernährt hast, nutzen können, um wieder heil zu werden. Stell dir diesen Prozess bildhaft vor!‹*

Ich schloss die Augen: Mit Mundschutz, Haube, OP-Kittel, ganz in Grün, steht er am Operationstisch, auf dem, unter zahlreichen grünen Tüchern verdeckt, der Patient liegt und bereits schläft. Der Arzt ist nervös, wahrscheinlich hat er eine schwierige Operation vor sich. Ich sehe ihn, dann den Patienten, dann wieder ihn. Gleich wird er den ersten Schnitt machen, er nimmt das Skalpell … ja, ich wünsche ihm Erfolg, sehr viel Erfolg sogar. Die Operation soll gelingen und ebenso alle anderen, die noch folgen werden. Vielen Menschen wird er noch helfen, ganz viele wird er wieder gesund machen. Erleichtert und zufrieden verlässt er den OP und in diesem Moment lese ich Güte in seinen Augen. Das Bild wird unscharf, verblasst und auf einmal sehe ich mich. Schemenhaft zunächst, dann immer deutlicher. Ich sitze mit Carmen und Jo in unserem Garten, den Fuß habe ich hochgelegt und er ist weder gerötet, noch geschwollen. Uns geht es bestens, eine wohlige Herbstsonne strahlt, wir naschen spanische Oliven, essen Baguette mit Käse, trinken Rotwein und schauen den Kindern zu, die am Ende unseres Gartens Versteck spielen. Mein Handy klingelt. Der Anruf kommt von unserem Hausarzt. Er gibt mir meine Blutwerte durch. Sie sind hervorragend, ich springe auf und tanze vor Freude …

»Bitte einatmen … und jetzt nicht mehr atmen!«

Ich hielt den Atem an und … weinte nicht mehr.

Nach dem Durchleuchten wurde ich zurück in mein Zimmer gebracht und wartete auf das Ergebnis. Schwestern kamen und gingen, um Blutdruck und Temperatur zu messen, das Essen zu bringen, Geschirr wieder abzuholen, Infusionen anzuschließen und abzustöpseln und mir Mineralwasser und Tee zu bringen. Doch all diese Geschäftigkeit geschah für mich im Zeitlupentempo. Meine Eltern riefen an. Sie waren voller Reisefieber, freuten sich auf ihren Urlaub in Spanien, in einer Stunde würden sie zum Flughafen fahren … Ich erzählte ihnen nichts. Die Kinder riefen mich an und fragten, wo ich die neuen Schulhefte verstaut hätte. Jo gab mir am Telefon den Verkaufsrang meines Buches im Internetbuchhandel durch, um mich aufzumuntern. Auch ihm erzählte ich nichts. Abwarten, Tee trinken, vielleicht an ein paar Gänseblümchen zupfen …

Plötzlich sprang die Tür auf, ich nahm niemanden wahr und hörte nur:

»Alles in Ordnung, Frau Rexrodt, alles in bester Ordnung. Der Verdacht beruhte auf einem Fehler in der Projektion. Es war ein Projektionsfehler!« Nun erst sah ich den Oberarzt, der vor mir an meinem Bett stand und mich über das ganze Gesicht strahlend anschaute. Was ich in diesem Moment empfunden habe, kann ich kaum in Worte fassen. Das Leben hatte mir soeben das schönste Geschenk gegeben. Ich feierte im Stillen und lud jede einzelne Zelle meines Körpers zu diesem Fest ein.

Ein Projektionsfehler! Welch bittere Farce, ging es mir einmal, nur ganz kurz, durch den Kopf.

Eine knappe Stunde später wurde ich mit dem Rettungswagen in eine Fachklinik gebracht. Seltsam, aber trotz dieser befreienden Entspannung war meine Temperatur wieder angestiegen.

In der Klinik stand das OP-Team schon bereit, doch zuerst erfolgte die Blutabnahme und die Erläuterung der Operationsmethoden: In zwei bis drei Schritten sollte ich behandelt werden. Erst würde die Markhöhle gesäubert, Antibiotikaketten eingelegt werden, welche dann drei bis sechs Wochen im Knochen gelassen würden. Im zweiten Schritt würden sie wieder entfernt, Spongiosa, das heißt Knochenstückchen, aus meinem Beckenknochen ausgestanzt und in die Markhöhle meines Schienbeins eingepflanzt werden. Eine Alternative wäre eine Muskellappentransplantation in die Markhöhle.

»Neiiiiiin!«, schrie ich, »neiiiiiiin!«

»Wieso nein?«, fragte der Arzt. »Da gibt es kein Nein.«

Wieder kullerten bittere Tränen und ich fing an zu schluchzen.

»Ich will nicht zum x-ten Male wochenlang im Krankenhaus liegen!« Lautstark und mit letzter Kraft rebellierte ich: »Nein! Kommt nicht in Frage!« Ich griff zum Telefon, rief Jo an und ließ ihm alles auf einmal entgegensprudeln – den Verdacht auf Metastasen, die Entwarnung, die jetzt geplante Operation und meine Entscheidung.

Zum ersten Mal in meinem Leben widersetzte ich mich energisch den Ärzten. Ich war verzweifelt und glaubte nicht an die Wirkung einer weiteren Operation. Ich musste unterschreiben, dass ich mich auf eigene Verantwortung gegen die Operation entschieden hatte. Ich wollte keine OP und auch keinen weiteren langen Klinikaufenthalt mehr, zumal die Ärzte mir keine Heilung versprechen konnten. Ausheilen, so sagten sie, würden chronischen Knochenentzündungen niemals. Da könne man hundertmal operieren. Die OP würde aber die momentane lebensbedrohliche Situation entschärfen und mir vielleicht für längere Zeit Ruhe verschaffen. Das allerdings war mir viel zu wenig. Achtmal war ich bereits operiert worden und nie hatte es zum Erfolg geführt. Warum sollte es dann bei der neunten OP gelingen? Die Ärzte waren verunsichert und verärgert. Ich blieb bei meiner Entscheidung. Und ich war heilfroh, dass Jo nicht versucht hat, mich umzustimmen. Das mag ich übrigens so sehr an ihm. Habe ich mich einmal entschieden, dann verunsichert er mich nicht mit Wenn-und-Aber-Sorgen.

Am Abend stieg mein Leukozytenanteil immer noch. Ich zitterte wie Espenlaub, mir ging es zusehends schlechter, so dass die Medikamente umgestellt werden mussten. Jetzt erhielt ich ein Antibiotikum aus dem Panzerschrank, ein ganz neues Präparat, das erst eingesetzt wird, wenn nichts anderes mehr hilft. Angst schlich sich wieder einmal in meine Gedanken und Gefühle. Ich zweifelte, ob meine Entscheidung richtig war. Manchmal war ich nahe dran, klein beizugeben und zu rufen: »Bitte helft mir, operiert mich doch, am besten sofort!«, denn am Verhalten der Ärzte erkannte ich, dass mein Gesundheitszustand alarmierend war.

›*Wer einmal durch die Tränen tanzte …*‹, flüsterte Tom sanft.

›Tanzen? Durch die Tränen?‹

›*Ja! Du hast in Krisen bisher immer einen Ausweg gesucht und letztendlich auch gefunden. So hast du deine Brücken zum Leben geschlagen. Auch jetzt kannst du selbst etwas tun, versuche es nur! Arbeite mit Vorstellungsbildern. Du weißt um die Macht der Gedanken!*‹

›Wenn du nicht wärst, Tom …‹ Ich ließ mich in meine Kissen fallen, schloss die Augen und stellte mir vor, ich säße am Strand und schaute auf das Meer hinaus. Ich fühlte den warmen Sand unter mir, den Wind um meine Nase, schmeckte die frische, salzige Luft und hörte das sanfte Rauschen der Wellen. Dabei entspannte ich vom Kopf an abwärts bis zu den Zehen. Dann sah ich mich in den einzelnen Lebensabschnitten, als Mutter, Schwangere, Studentin, Schülerin … ich wurde immer jünger, sah mich im Kindergarten, dann als Baby und ich dankte meinem Körper mit ganzem Herzen für die liebevolle, harte Arbeit, die er täglich, seit der Stunde der Empfängnis, verrichtet hatte. Dann stellte ich mir meine Leukozyten, die inneren Polizisten, vor, die in den Röhrenknochen in Becken, Wirbelsäule, Brustbein, Oberschenkel gebildet werden. Von ihnen hatte ich mir ja bereits vor der Chemotherapie eine bildhafte Vorstellung gemacht. Nun saßen sie als weiße Murmeln zu Abertausenden auf ihren Plätzen in Knochenhohlräumen, die aussahen wie ein riesiger Kinosaal, und warteten gespannt auf den Film. Der Polizeichef ließ eine große Leinwand ausrollen und projizierte darauf ein Bild der Bakterien, die gerade meinen Knochen zerfraßen. Es waren klebrige, winzig kleine, gelbe Viecher, Knochenläuse. »Ach, keine Krebszellen diesmal!«, rief eine Leukozytenmurmel ganz erfreut. »Das wurde ja auch langsam langweilig!«

»Ja«, erwiderte der Chef der Leukozyten, »hier seht ihr die Bakterien, die enormen Schaden anrichten und bei uns immer wieder Großalarm auslösen, so dass wir zu Zehntausenden andauernd ausrücken müssen. Diese Plage gilt es unschädlich zu machen. Seht ihr diese kleinen, grünen Antibiotikakugeln, die aussehen wie Kuchenstreusel aus Zucker? Sie sind zur Zeit rund um die Uhr überall im Blut. Eure Aufgabe ist es, diese Perlen an jedes einzelne Viech zu verfüttern, um es unschädlich zu machen. Los, und nun an die Arbeit!... Ach, was ich vergessen habe, auf die Krebszellen habt ihr natürlich auch zu achten, wie jeden Tag. Viel Erfolg!« Die Rolltore des Kinos öffneten sich und die Leukomurmeln kullerten von ihren Sitzen und hinaus zum Schienbeinknochen. Emsig fütterten sie die gelben, gefräßigen Viecher, bis keines mehr da war. Dann tanzten sie jubelnd nach vollbrachter Arbeit.

Mit diesem Vorstellungsbild fühlte ich mich wohl und hatte das Gefühl, mir Gutes zu tun. Dreimal am Tag stellte ich mir diese Kinoversammlung so oder so ähnlich vor. Zu verlieren hatte ich dadurch auf jeden Fall nichts.

Nach vierundzwanzig Stunden begann das neue Antibiotikum zu wirken und ich fühlte mich schon deutlich besser. Das Fieber ging runter und die Schmerzen ließen nach. Die Leukozyten waren allerdings immer noch so hoch, dass die Ärzte entschieden, mich nicht weiter zu behandeln, sondern in eine andere Fachklinik zu verlegen. Sie hatten für meine ablehnende Haltung gegenüber ihrem Therapievorschlag, der neunten Operation, kein Verständnis und wollten mich folglich nicht länger in Obhut behalten. Verstehen konnte ich sie gut, womöglich hätte ich als Ärztin genauso gehandelt. Ich wollte aber nicht in eine Klinik ihrer Wahl. Ich wollte sie mir selbst aussuchen. Also telefonierte ich herum und hatte schließlich Erfolg.

»Gut, wir werden abwarten«, sagte mir der Chefarzt in der Klinik meiner Wahl, »aber stellen Sie sich bitte auch darauf ein, dass wir eventuell doch werden operieren müssen. Wir werden Tag und Nacht wachsam bleiben und immer auf Sie aufpassen.«

Mein Bein wurde eingegipst, mir wurden strengste Bettruhe und Eisumschläge für alle vier Stunden verordnet. Musste ich zur Toilette, dann unbedingt nur mit Gehhilfen.

Wie eine Königin fühlte ich mich, endlich konnte ich mal loslassen, regieren, um einfach nur zu sein. Ich lag im Bett und niemand drängelte mich zu einer Operation. Ich fühlte, dass ich eine Chance hatte.

Meine Kinder riefen mich an und meckerten lachend darüber, dass sie sich seit drei Tagen jeden Tag eine neue Telefonnummer merken mussten. Ihr verschmitzter Vorwurf beruhigte mich, denn er war für mich ein Zeichen, dass es ihnen gut ging. Jetzt musste ich mich nur noch darum kümmern, gesund zu werden:

In meiner Vorstellung machte ich wieder Gymnastik, lief mit den Kindern um den See und besuchte mehrmals täglich die »Baustelle«, auf der meine weißen Blutkörperchen hart und gut arbeiteten und sich dabei über die Hilfe des Antibiotikums freuten. Meinem Bein schickte ich immer wieder Liebe, einfach liebevolle Gedanken. Ich achtete darauf, regelmäßig zu essen, und ließ mir von Jo und meinen Freunden den Nachtschrank mit Leckereien füllen.

Mit jedem Tag ging es mir besser. Bald schon durfte ich an Gehhilfen über den Gang laufen, nach einer Woche sogar für ein paar Stunden am Tag nach Hause gehen. Nach vierzehn Tagen konnte ich ohne Gehhilfen die Klinik verlassen.

Ich strahlte vor Glück, ich hatte es erneut geschafft!

Jo und die Kinder machten einen Freudentanz, als ich mit meiner Reisetasche wieder mal im Türrahmen stand.

## *Momentaufnahmen*

Das Funkeln der Sterne verblasst allmählich. Ab und zu bricht das Morgenlicht aus den wandernden Wolken, dann durch die Lamellen des Vorhangs und huscht in langen, schrägen Zebrastreifen flüchtig über meine Bettdecke. Ich beobachte das Lichtspiel und lausche. So kurz vor dem Erwachen des neuen Tages ist alles noch ganz still. Carmen atmet ruhig, sie ist tief im fernen Reich des Schlafes. Ich stehe auf, um mir einen letzten Apfelsaft aus der Minibar zu spendieren und den mittlerweile warmen Akku in das Eisfach zu stopfen. Oh, was lockt denn dort, eine Tafel Schokolade und Pralinen … hm, lecker, soll ich? Nein, lieber nicht – später vielleicht. Mein Bein tut gar nicht mehr weh, die Rötung ist verschwunden, die Schwellung auch. Ich freue mich und krabbele wieder in die Kissen. Warm und weich eingemummt, fühle ich mich geborgen und frei zugleich – glücklich, so glücklich! Das Leben ist schon recht seltsam, am liebsten möchte ich es in meine Arme schließen. Danke schön, danke, dass ich all das geschafft habe … Schritt für Schritt.

›*Ja, du bist stark*‹, lächelt Tom mir zu. ›*Aber so allmählich wirst du müde und solltest dich nach diesem langen Tag endlich in den Schlaf stupsen.*‹

›Hast Recht, Tom, wenn ich die Augen schließe, sehe ich zwar immer noch das Blitzlichtgewitter – war das eben erst oder gestern? –, aber es blendet mich nicht. Die Aufregung verebbt, das Licht im Wandschrank stört nicht mehr, alle Helligkeit erscheint so sanft.‹

Ich öffne meine Augen wieder, die roten Leuchtziffern des Radioweckers zeigen 6.30 Uhr.

›Tom?‹

›*Ja?*‹

›Ich habe noch so viel vor.‹

›*Ich weiß, du möchtest hundert Jahre alt werden.*‹

›Das sowieso, aber ich denke an die nahe Zeit, die nächsten Jahre.‹

›*Dann gönn dir noch ein letztes Betthupferl – nein, keine Süßigkeit, genieße einen Wunsch, ein schönes Bild, deinen Traum …*‹

Ich sehe es vor mir: Am Sankt-Martinsabend ziehen Jo und ich mit den Kindern und ihren bunt leuchtenden Laternen, die sie in der Schule gebastelt haben, durch die Straßen. Im Schein eines großen Holzfeuers führen sie nach dem Umzug die Geschichte des barmherzigen Sankt Martin auf … die Kinder naschen vom Weckmann und wir Eltern gönnen uns zwischendurch einen Schluck Glühwein aus Pappbechern. In der Adventszeit backen wir Plätzchen. Überall im Haus duftet es nach Weihnachtsbäckerei, Tannenzweigen, Zimt, Orangen, Kerzenrauch … Heiligabend verbringen wir im Kreis der ganzen Familie, mit zwei Uromas, einem Uropa und ihren fünf Urenkeln! Zu Silvester machen wir fürchterlichen Lärm und Radau. Ich kaufe sogar zum ersten Mal Leuchtraketen. Nach und nach feuern wir sie ab. »Für jeden Tag eine!«, jubelt Sebastian … dann ist Frühling, wir feiern unser viertes Jahr, das vierte Jahr seit der Diagnose! Wir essen Eis, gehen am Rheinufer spazieren, machen Einkaufsbummel durch die Innenstadt, Fahrradtouren um den See in der Farbenpracht der neuen Blätter und Blüten, über den Sommer hinweg …

›Tom, hilfst du mir, das wahr zu machen?‹, frage ich leise.

*›Ja!‹*

›Wirklich?‹

*›Wirklich!‹*

## *Von ganzem Herzen danke ich*

Jo, der mich annimmt und ermuntert.

Charlotte, Sebastian und Lionel, die mein Leben mit Zuversicht und Staunen erfüllen.

Meinen Eltern, die mir Liebe und Hoffnung schenken.

Irmchen für das sichere Geleit meiner Kinder und meines Zuhauses.

Carmen, Sabine, Michael, Ute, Egon, Elke, Uwe und all meinen Freundinnen, Freunden und Verwandten, die mir zuhören, mich akzeptieren und auf alle nur erdenkliche Weise unterstützen.

Ärzten, Physiotherapeuten, Schwestern, Pflegern und blauen Engeln, die mir geholfen haben, wieder gesund zu werden.

Alexandra Krotz, Hermann Bärenfänger von der Techniker Krankenkasse und deren Kolleginnen und Kollegen, die meinen offenen Brief »Entscheiden Sie sich für das Leben« veröffentlicht haben und mir helfen, in vielen Städten Deutschlands aus meinem Buch vorzutragen.

Den Redakteuren und Mitarbeitern von Presse, Rundfunk und Fernsehen, die es ermöglicht haben, dass meine Botschaft viele Betroffene erreicht.

Diane Zilliges, meiner Lektorin, für unsere intensive und harmonische Zusammenarbeit bei der Entstehung dieses Buches.

Den Gästen auf meinen Lesungen, die mir mit ihrer Offenheit und ihrer Anteilnahme Mut gemacht haben, weiter in die Öffentlichkeit zu gehen, und die mir in zahllosen Gesprächen gezeigt haben, wie viele Wege es gibt, mit der Krankheit umzugehen.

Meinen Lesern, die mir so viele mutige und zum Teil bewegende Briefe geschrieben haben – es tut mir Leid, dass ich sie nicht alle beantworten kann – und die mich ermutigt haben, ein zweites Buch zu schreiben.

# *Adressen, die weiterhelfen*

Deutsche Krebshilfe e.V.
Thomas-Mann-Str. 40
53111 Bonn
Tel.: 0228/72990-0
http://www.krebshilfe.de

Deutsche Krebsgesellschaft e.V.
Hanauer Landstr. 194
60314 Frankfurt/Main
Tel.: 069/630096-0
http://www.deutsche.krebs
gesellschaft.de

KID–Krebsinformationsdienst
Deutsches Krebsforschungs-
zentrum Heidelberg
Im Neuenheimer Feld 280
69120 Heidelberg
Tel.: 06221/410121
http://www.krebsinformation.
de

Universität zu Köln
Institut zur wissenschaftlichen
Evaluation naturheilkund-
licher Verfahren
Robert-Koch-Str. 10
50931 Köln
Tel.: 0221/478-6414
http://www.naturheilverfah
ren-koeln.org

Dr. Mildred Scheel Akademie
für Forschung und Bildung
GmbH
Joseph-Stelzmann-Str. 9
50931 Köln
Tel.: 0221/9440490
http://www.mildred-scheel-
akademie.de

INKA – Das Informationsnetz
für Krebspatienten und
Angehörige
http://www.inkanet.de

Mein Patientenbrief
»Entscheiden Sie sich für das Leben« ist auf der Homepage http://www.tk-online.de zu lesen und in allen Geschäftsstellen der Techniker Krankenkasse kostenlos erhältlich.